井上善文

漢字「栄養」の
ルーツをたどって

フジメディカル出版

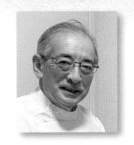

推薦の言葉

大阪大学名誉教授・日本外科学会名誉会長　松田　暉
嘉健会思温病院・特別顧問

わが国の医学や医療の黎明期に貢献した
偉人にも会える楽しさも揃えている

　令和3年1月、新年といえども新型コロナウイルス感染で主要都市の非常事態宣言が出されるなか、大阪大学旧第一外科の盟友、井上善文博士から栄養という漢字のルーツを辿る、という本の推薦文の依頼が飛び込んできた。外科栄養学の専門家が歴史ものに手を出したのかとびっくりする中で、物書的才能は十分あったなと思う一方、私は栄養の専門とは言えないし推薦文はお断りするつもりであった。しかし、送られてきた校正刷りを興味半分に拾い読みを始めているうちに、なかなか面白い内容で、結局最後まで目を通してしまった。こうなると断る理由もなく、推薦文を書くこととなった。

　概要を私なりに読み取って紹介すると、漢字「栄養」のルーツを辿る物語に登場する主役は、愛媛県伊予市にある榮養寺と、栄養学の創始者である佐伯矩博士（1876～1959年）である。榮養寺は1637年開山し、「榮養」という名ではわが国で唯一のお寺だそうで、同じ愛媛県出身の著者は、このお寺の名前が今日の栄養のルーツと関係するのではと思って探索を始めている。著者はそこで佐伯矩の筆による「栄養」の書と顕彰碑を目にする。佐伯矩は明治9年生まれで、米国留学後帰国し栄養学の普及に務め、大正9年国立栄養研究所初代所長となり、4年後には佐伯栄養学校を創設している。佐伯矩は明治以降使われていたnutritionの邦訳「営養」を現在の「栄養」に変えた人物であり、ルーツを辿る旅には、杉田玄白、貝原益軒、高野長英（宇和島と深い関係がある）、森鷗外、野口英世らが登場してくる。高野長英が1832年にオランダの生理学書の翻訳において、「Voeding（英語のnutritionまたはfeeding）」を「榮養」と訳していることも驚きである。佐伯矩によって「栄養」が公式に採用されたのが大正9年であり、2018年に100周年を迎えている。

　個人的にはこの書で改めて医学で使う言葉というものの重みを感じた。そして栄養という言葉の歴史を辿る旅の中で、わが国の医学や医療の黎明期に貢献した偉人にも会える楽しさも揃えている。医療分野で活動されている多くの方々に、「栄養」という言葉のルーツを辿りながら、わが国の医療の歴史の一齣を読み解いてほしい。

　最後に、井上善文博士の外科栄養学というライフワークにおいて、新たにmedical nutritionistという専門職名を作ろうとする気概にエールを送りながら推薦文とします。なお、榮養寺の名前の謂れについては、読んでのお楽しみとさせていただきます。

推薦の言葉

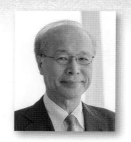

神奈川県立保健福祉大学学長　中村 丁次

推理小説を読んでいるようで、
スリリングで実に面白い

　栄養不良の撲滅に、人々の関心が高まっている。栄養が、健康の維持、増進、疾病の予防、治療に重要であることはもちろんだが、福祉、教育、労働、賃金、そして環境にも影響を及ぼすことが解ってきたからである。このような状況のなか、「栄養」のルーツを明らかにしたのが、この本である。榮養寺から始まる栄養の源流を求める旅は、佐伯矩、須藤憲三、森鴎外、そして高野長英へと展開し、推理小説を読んでいるようで、スリリングで実に面白い。コロナ禍のもと、一挙に最後まで読み終え「栄養を選んでよかった」と満足感に浸ることができた。

　著者は、大阪大学の井上善文特任教授であり、外科医で経腸栄養や静脈栄養の専門家である。このような栄養補給は、通常の食事を介しないことから、問題視する意見があるが、栄養素という生命の素を求めた栄養学の一つの結論であり、この方法で食べられない人々の命を救うことができるようになった。栄養補給は、間違いなく栄養学の進歩の証であるが、人々が栄養を正しく理解されているかと言うと、必ずしもそうではない。過栄養や低栄養という栄養不良は、エネルギーと約30種の栄養素の調整なのに、世の中からなくならない。肥満や非感染性疾患が増大する一方で、飢餓や発育障害、さらに傷病者や高齢者の低栄養が存在し続けている。栄養改善は、まだ、未解決事案である。

　この栄養のルーツを求める旅が、どのように展開して、どのような結論に至るかは、読んでのお楽しみで記述することはできない。読みながら、栄養の歴史を切り開いた先人の偉大さ、歴史的認識の誤解、人間臭さ、さらにnutrition（栄養）とdietetics（食事）の違い、医療や臨床栄養のこれからの方向性等、幅広く学ぶことができる。以前にも、このような栄養のルーツを目指した人はいたが、これほど徹底的に調べたものは見たことがない。全ての栄養関係者が読むべき本である。

まえがき

外科医と栄養管理と『栄養』という用語

　私は『栄養』の専門家として活動している。栄養の専門家？それは栄養士だろう、管理栄養士だろう、ほとんどの方がそう思われるであろう。『栄養』を専門的に管理するために栄養士、管理栄養士という職業があるのだ、と考えられているはずである。しかし、私は『栄養』の専門家である。しかし、栄養士や管理栄養士ではない。医師である。外科医である。静脈栄養、経腸栄養という方法での『栄養』の専門家なのである。外科医として手術を中心とする診療をしながら、安全に手術するため、手術の合併症を予防するため、手術後の回復をサポートするため、できるだけ早く社会復帰していただくため、また、食べられない患者さんの栄養状態を維持するための栄養管理として、『栄養』に関する仕事をしている。医療としての『栄養』に関する仕事をしている。

　『栄養』というと『食』だ、と考える方が大部分であろう。『栄養』の専門家は『食』の専門家と考えるであろう。しかし、私は『栄養』の専門家であるといっているが、『食』に関しては全くの素人で、当然、専門家ではない。恥ずかしながら、私は、『食』に関しては平均以下の知識しかない。平均とは何か、というのも問題であるが、新しい食べものについてはほとんど知らない。さらに、ふつうに知っているはずのことも知らない。「納豆が大豆であることは知らなかった。納豆という豆があると思っていた」「枝豆が大豆であることを知らなかった」「トングという名称を知らなかった」「スパゲッティはパスタの一種だということを知ったのはごくごく最近のことである」「パスタのややこしい名称は理解不能、ミートソースとナポリタンならわかる」というレベルだからである。大げさではない。正直な告白である。医師は何でも知っている？そんなことはない。それは間違いである。特に『食』については知らない。もちろん、私だけかもしれない。しかし、医学部では『食』についてはほとんど学んでいない。講義にも、もちろん、ない。いわゆるグルメの医師、美食家はたくさんいるが、食における『栄養』については詳しくない方が多いはずである。サプリメントなどの使用についても、『医師に相談すること』となっているが、それは無理である。勉強していない、習っていない、知識も経験もないのだから。ついでであるが、ここで私が専門家だといっている領域としての『栄養』についてもほとんど学んでいない。

　私はもう 40 年以上、外科医としての診療に加え、『栄養』の正しい普及のために、学会活動、論文執筆、講演に力を注いでいる。『食』としての『栄養』ではなく、静脈栄養、経腸栄養という『人工的な栄養』管理である。それが私の専門領域の『栄養』である。医学的栄養管理と表現すべきであろう。もちろん、『食』が医学的ではないというつもりはないが、どこかで区別をつけたいという思いはある。私が考えている「えいよう」は『栄医養』と書いて『エイヨウ』と読んで、医学的栄養管理を表現したいと思ったりするが、これにはいろいろな反発もあるであろう。しかし、食を中心とした『栄養』と、静脈栄養や経腸栄養を駆使した『医学的栄養』とは区別したいと思っている。それが『栄医養』・・・。現在は、自分で作成した用語である

が、「Medical Nutritionist」という名称で活動している。管理栄養士とは別の、『栄養』の専門家を意味する名称である。『静脈栄養、経腸栄養を駆使した栄養管理に長けた医療者』を意味する名称である。医師、薬剤師、看護師、どの職種の方でも Medical Nutritionist になることができる。もちろん管理栄養士も Medical Nutritionist になることができる。

　私が考えている『えいよう』とは、「この食材は何々に効きます、血圧を下げます、やせます、お肌がつやつやになります、いつまでも元気に動けます」的な『栄養』ではない。生化学であり、生理学であり、生物学であり・・・である。医学的には臨床医学の中の、外科学であり、内科学であり、消化器病学であり、小児科学であり、老年病学であり・・・非常に広い範囲に係っている。医学の基礎であること、臨床医学全体の基礎であることは間違いない。もちろん、『栄養』は生物にとっての生活であり、生きていく原点である。

　『栄養』の専門家としては、学術的に『栄養』を掘り下げていきたいと思って勉強している。もちろん、『栄養』の歴史も知りたいと思っている。ところが、その前に、『栄養』という漢字自体の歴史を知る必要が出てきた。

　『栄養』という漢字は、おそらくはほとんどの方が、その語源やルーツなどを考えることなく使っている。なんとなく『元気の源』『身体にとって大事なもの』『生きていく上で絶対に必要なもの』などの意味で使っている。『心に栄養を』『本は心の栄養』『身体の栄養・頭の栄養・心の栄養』などの表現もある。とある温泉の広告で『とろりとなめらかな湯が全身を潤してくれます。鳥のさえずり、澄み渡る空気。すべてが心の栄養になります』というように『栄養』が使われていた。なんとなく、雰囲気で『栄養』は使われている。こういう意味でこの『栄養』という漢字は使われてきたのであるが、これは何百年も前からだと思っていた。おそらくはほとんどの方がそう思っているであろう。しかし、この『栄養』という漢字は、使われるようになって、わずか100年なのである。100年前は、江戸時代ではない、明治時代でもない、大正時代である。昭和の前である。平成が終わってしまったので、昭和の前の大正ははるか昔のことと思われるかもしれないが、100年前である。

　その『栄養』という用語、漢字のルーツをたどる必要が出てきた。そのルーツを突き詰めなければ、『栄養』の専門家とは言えないと思ってしまったのである。私の、その「漢字『栄養』のルーツをたどる旅」におつきあいいただきたい。

2021年1月

井上 善文

漢字「栄養」のルーツをたどって
目 次

第1章

◆「榮養寺」という寺があることを知る

　臨床栄養、静脈栄養、経腸栄養、胃瘻問題、NST（nutrition support team：栄養管理チーム）、感染対策、カテーテル管理、在宅医療などのテーマで、いろいろな所から学術講演の依頼をいただく。外科医であるが、専門領域として臨床栄養学に大きく係っている。その臨床栄養学はさまざまな領域に関係しているから、いろいろな所から学術講演の依頼をいただくのである。静脈栄養を実施するためには、血管内に留置するカテーテルに精通している必要があるし、それを安全に管理するには感染対策が欠かせない。特にカテーテル感染予防対策は、非常に重要な領域である。私は、平成11年に科学技術庁の研究班としてカテーテル関連血流感染症予防対策ガイドラインを作成したが、それが現在、さまざまなガイドラインの基本になっている。私が作成した文章（条項）がそのまま使われている。

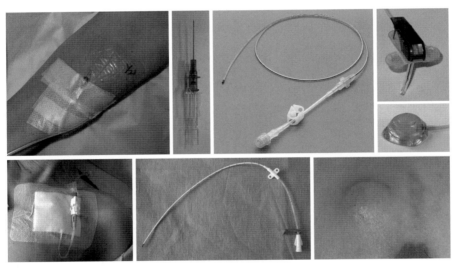

いわゆる点滴とカテーテル

　また、静脈栄養を家庭で実施することは在宅医療の重要な領域である。短腸症候群やクローン病症例に対しての在宅静脈栄養は、10年、20年という単位で実施できなければならない。もちろん、胃瘻や、胃瘻を用いた経腸栄養、在宅経腸栄養管理にも関与している。2010年頃から胃瘻がバッシングを受け、胃瘻を造設すると食べられなくなるという誤解、単なる延命治療であるから胃瘻はダメ、などの問題のために、栄養管理の実施方法として必要な胃瘻を造設できなくなっているが、それに対してもきちんと対応すべく活動している。

　こういう講演を依頼していただくことになって、もう20年以上になるであろうか。いろいろ工夫をしながら、講演の準備をする。可能な限り、同じ内容での講演はしないようにと心がけている。実際には全く同じ内容の講演をしないようにすることは不可能であるが、以前聞いた内容とまったく同じだ、と思われたくないのである。どこかに工夫をして、その講演のために特別な準備をしている、と思われたいし、そうしている。

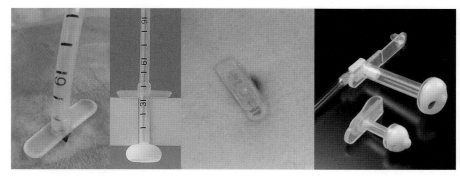

胃瘻、PEG

　いつのことだったか、長崎で講演をして、その翌日、博多で講演をしたことがある。JR長崎駅でJR博多駅行の特急に乗るために改札口を入ろうとしたとき、見知らぬ女性から「切符を落としましたよ」と声をかけられた。「ありがとうございます」と言って切符を受け取ったが、そのとき、「井上先生ですよね。昨日、先生の講演を聞きました。面白かったです。今日は博多での講演も聞きに行きます。楽しみにしています」と言われた。どこの施設の方かは聞かなかったが、管理栄養士さんだった。「え？昨日と今日の講演、両方とも聞きに来てくれる？うれしいけど、困った。今日の講演は昨日の講演と内容は違うけど、講演の『前振り』は同じスライドでいこう」と考えて準備していたのである。しかし、「昨日と今日の講演を両方とも聞いてくれる人がいる？それはよくない」と考えて、長崎から博多までの特急列車の中で『前振り』のスライドを全部、別のスライドに入れ換えた。

　麻生飯塚病院で開催される筑豊臨床栄養研究会にはもう10年以上、毎年講演に呼んでもらっている。2014年は11月26日（水曜日）であった。ところが、その前の週の金曜日、2014年11月21日、第23回北部福岡NST講演会に呼んでいただいた。開催地は北九州市。麻生飯塚病院のNSTのメンバーは、北部福岡NST研究会のメンバーでもある。だから両方の研究会に来る方が結構いる。内容は、両方とも、2013年に私が編集した「静脈経腸栄養ガイドライン第3版」について。可能な限り、同じスライドは使わないように準備した。もちろん、『前振り』は全く違うスライドを用意した。北部福岡NST講演会の5日後、麻生飯塚病院での講演が終わってからの懇親会で、麻生飯塚病院の薬剤師の林勝次くんに、「どうせ・・・同じスライドばかり使って講演するのだと思っていましたが、まったく違うスライドばかりでしたね。驚きました」と言われた。そう言わせたいと思って準備したのだ、どうだ！そんな思いであった。

　そういう気持ちで講演準備をしている。

　その講演準備であるが、私は、講演の準備をするとき、本題のテーマに関する資料集めはかなり前から始める。もっとも重要なのだから、当然である。大体の資料が集まった段階で最終的な講演のストーリーを決める。そうして、ストーリーを決める前に、テーマに関係ある場合もあるし、関係ない場合もあるが、いわゆる『前振り』のネタを考える。これも結構大事な準備である。『前振り』は、講演の本題に入る前に、いわゆる導入として、ちょっとした話題を取り上げて話をするのである。この『前振り』は、今や、講演をする方のほとんどが（特に、臨床栄養関連）取り入れているようであるが、どうも、日本で最初に『前振り』をやったのは私

だそうである（大げさな表現であるが）。思い起こせば、1996年に高知で開催された外科代謝栄養学会のとき、会長の小越章平先生（高知医科大学副学長）が、「井上（当時41歳）に好きなようにしゃべらせてやってくれ」と言ってくださってランチョンセミナーの機会を作っていただいた。そのとき、講演の本題に入る前に、その本題に関連した、世間話的な話題から話し始めた。いわゆる『前振り』である。私はそういうつもりではなかったのだが、『前振り』と理解されたようだ。確かに、当時のビデオを見るとスライド40枚を使って導入的な話をしてから本題に入っていた。それが多くの方が『前振り』を使うきっかけになったのだということである。もう四半世紀以上前のことである。この講演は、私にとって、現在のような講演スタイルをとるようになった、きわめて重要なものであり、その機会をいただいた小越章平先生にはいくら感謝してもしきれない。

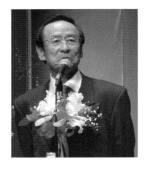

小越章平先生（初代　日本静脈経腸栄養学会理事長）

　さて、その『前振り』であるが、勤めている病院での話、国内や国外での学会や講演旅行の話、神戸の病院に勤務していたので神戸の話、故郷の愛媛（愛媛県西宇和郡伊方町が私の故郷。四国電力の伊方原子力発電所のある町として知られている）の話、学会や研究会での出来事についての話、などなど、いろいろ考えて、ネタを集めている。

　10年ほど前、新しいネタはないか、故郷の愛媛に関する新しいネタはないか、と思いながらいろいろ調べていた。四国八十八ヶ所やお遍路さんは非常に有名であるが、私は詳しくない。しかし、予備校時代を過ごした松山の、知っている寺として石手寺などを調べていると、偶然、『榮養寺』というお寺があることを知った。愛媛に『榮養寺』がある・・・『栄養の寺』があ

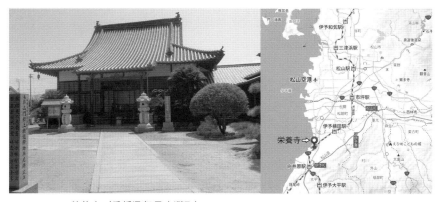

榮養寺（愛媛県伊予市灘町）

る・・・知らなかった・・・臨床栄養学の専門家として考えると、これはすごいネタになる、と思っていろいろ調べ始めた。

　この頃は、『榮養寺』は『エイヨウデラ』と読むと思っていた。もちろん、講演でも『エイヨウデラ』と話していた。正式には『エイヨウジ』と読むことを知るのは、ずいぶん後のこと、榮養寺の高橋住職にお会いしてからである。

◆榮養寺を参拝する

　榮養寺に初めて行ったのは2009年のことである。10月11日、3連休を利用して愛媛に帰省したとき、ふと思いついて榮養寺を参拝した。

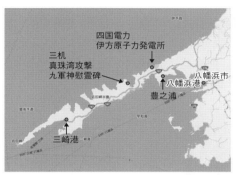

八幡浜市と三崎半島
九州へと伸びた、日本で一番細長い半島である。四国電力伊方原子力発電所がある。三崎港からは大分県佐賀関へフェリーが出ている。晴れた日には佐賀関の佐賀関製錬所の大煙突が見えると言われていたが、残念ながら、この煙突は解体されたとのことである。

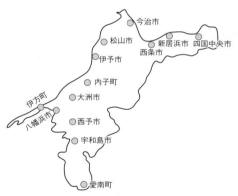

愛媛県の主な地名
西条市は佐伯矩が生まれた町である。今治市はタオルで有名だが、最近は加計学園の獣医学科で有名になった。松山市は言わずと知れた愛媛県の県庁所在地である。正岡子規、夏目漱石、そして司馬遼太郎の「坂の上の雲」でも有名である。伊予市には榮養寺がある。内子町は大江健三郎が生まれた町で、古き町並みが残っている。大洲市は城下町。西予市は、シーボルトの弟子の二宮敬作に、シーボルトの娘、イネが医学を学んだ町である。宇和島市は特に幕末、伊達宗城が新しい学問を取り入れ、幕末四賢候と呼ばれ、さまざまな改革を行ったことで知られている。八幡浜市は漁業の町として有名である。伊方町は私の故郷である。2005年の町村合併で、伊方町、三崎町、瀬戸町が合併して三崎半島全体が伊方町となった。

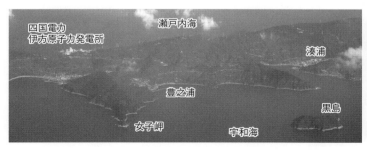

大分空港から大阪空港へ飛ぶ飛行機の窓から撮影したものである。豊之浦は私の故郷である。瀬戸内海側に四国電力伊方原子力発電所がある。

榮養寺は、私の実家からは自動車で約70km、1時間ちょっとの距離である。私の実家は愛媛県西宇和郡伊方町豊之浦、漁師町である。そこから国道197号線で八幡浜市まで行く。

　かつては、197号線は道路事情が非常に悪く、三崎半島（佐田岬半島ともよばれる）へは『1（い）9（く）7（な）：行くな！』と呼ばれていた。道幅が狭いため車同士の離合が大変で、特に、バスとすれ違うときは、バックして広い道まで移動しなければならなかった。現在は、四国電力、伊方原子力発電所による経済効果で、道路事情は非常に良くなっている。八幡浜市から三崎までの途中の部分は佐田岬メロディラインと呼ばれている。道の駅：瀬戸農業公園の近くの道路を車で走ると「みかんの花」のメロディをタイヤが奏でる。

　八幡浜市は漁業の町で、森進一のヒット曲：港町ブルースの歌詞の中に出てくる。『♪港〜、高知、高松、八幡浜（やわたはま）〜♪』である。好きな歌の一つであるが、この『八幡浜』が出てくる歌詞は4番なので、なかなか聞くことはできなかった。森進一がテレビで歌うときは、1番、2番と歌い、3番と4番は飛ばして5番、6番と歌うからである。

　八幡浜市の次は大洲市である。間に夜昼峠（大洲側は朝霧のため暗いが、八幡浜側は海岸で早く晴れている、その気候の差を表現しているという説がある）の下を走る夜昼トンネルがある。このトンネルは昭和47年（1972年）に開通した。開通して、自動車の通行が始まる前に、友人と二人でこっそり自転車で通ったことがある。高校2年生のときである。

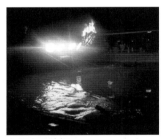
大洲市の鵜飼

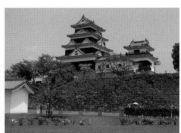
大洲城

　大洲市は、大洲藩の城下町で、NHKの朝ドラ『おはなはん』で有名である。『男はつらいよ』の舞台ともなった。鵜飼いがあることでも知られている。一番有名な長良川の鵜飼いは、ある研究会の懇親会で船に乗せてもらって見学したことがあるが、船から鵜を見ることはできなかった。遠くからしか見せてもらえなかった。あかり（灯り、松明？）だけしか見えなかった。料金が安かったのだろう、と言われたが、これは研究会の懇親会だから、私が料金をけちったのではない。大洲の鵜飼いは、鵜が鮎を飲み込み、吐き出さされる様子を目の前で見ることができる。

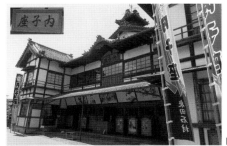
内子座

大洲から高速道路に乗る。大洲の次は内子町。ノーベル賞作家の大江健三郎が生まれた町である。町並み保存地区があり、大正期に建てられた内子座があることでも知られている。この内子座は近年非常に注目され、有名な劇団が芝居をしたりしている。

大洲からの松山自動車道を、伊予ICで降りて国道56号線へ。榮養寺は伊予IC降口からは約2km、5分ほどであるが、たぶん、カーナビがなければたどり着けない。最近、方向音痴だと自覚するようになっているからだけでなく、曲がりくねった道路だからである。ちなみに榮養寺の最寄駅は、JRなら予讃線伊予市駅、市電なら伊予鉄郡中港駅である。このあたりには、鰹節（花かつおなど）で有名なマルトモ（1918年：大正7年創業で、2018年は創業100年である）がある。

榮養寺は、ふつうのお寺であった。本当にふつうのお寺。ひっそりとしている。本堂には「榮養寺」の文字が掲げられている。榮養寺なあ、せっかく来たけど、何もないなあ、という感じ。「榮養寺へ行った」と誰かに言っても、ふううん、で終わってしまうだろう。『栄養』を探さなくては！寺門を出て少し歩くと、榮養寺と彫られた石柱がある。この寺が建立されたときに建てられたものであるはず（榮養寺住職により訂正：大正3年に建てられたもの）。もう少し歩くと、記念碑がある。佐伯矩（さいき　ただす）の顕彰碑である。これだ、ここで写真を撮ると『栄養』にゆかりの寺へ行ったと自慢できる。『栄養』という漢字が顕彰碑に刻まれていた。なんか、好感のもてる字だな、と思った。この書『栄養』が佐伯矩の直筆であることを知ったのも、後日である。写真を撮らなくては！しかし写真を撮ってもらうことをお願いできる参拝者はいなかった。参拝者は私だけだったのだから。タイマーを使って記念写真を撮った。一人でうろうろして、いろいろと写真を撮った。本当に何にもないなあ。榮養寺の由来が書かれたパンフレット、佐伯矩のことを書いた記念品、『栄養』に関連したグッズ、なにかあればいいのに、と思った。もちろん、住職にも会っていない。榮養寺に行ったという証拠は、榮養寺の本堂や門の前での写真はもちろんだが、佐伯矩の記念碑の前での写真のほうがいいであろう。

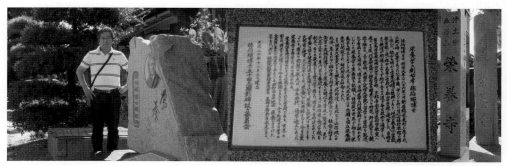

榮養寺の佐伯矩顕彰碑

＜顕彰碑の碑文＞

栄養学の創始者・佐伯矩博士

　佐伯矩博士は、明治九年（一八七六年）旧新居郡氷見村に生まれ、三歳の時、医者であった父卓爾、母シンと共に旧北山崎村本郡に移り住んだ。幼少の頃から学業成績は抜群であり、地元の鹿島小学校、桂小学校に通い郡中高等小学校から松山中学校に進学した。当時はまだ鉄道が開通しておらず約十五キロの道を毎日徒歩で通学した。

　第三高等学校（現岡山大学）医学部、京都帝国大学医科学教室へ進み、その後、北里研究所で細

菌学や酵素について研究、野口英世とも親交を深めた。三十歳の時、米国エール大学大学院に留学して学位を取得、父の看病のため帰国した。博士は、当時医学の付随分野としか扱われていなかった栄養学の重要性を認識し、帰国後は世界で初めて栄養学の確立をめざして尽力した。大正九年には念願の国立栄養研究所が開設され、初代所長に任命された。

また関東大震災による被災者、北海道・東北など凶作地への救済、恵まれない幼少年に対する学校給食など、社会に対する食育の実地指導によって栄養への関心と普及に努めた。更に大正十三年には、専門家を養成するために佐伯栄養学校を創立し、多くの栄養士を世に送り出した。博士は、当時使われていた「営養」の語を健康増進の意味を込めて「栄養」に改定することを文部省に進言、大正九年からは「栄養」が公用語となり今日に至っている。博士の発想の原点は、少年時代、通学途上にあった栄養寺の寺号だったと思われる。

栄養学は佐伯博士によって日本で生まれた学問である。世界の国々は博士の業績によって今日の興隆をもたらし、今や私達の日常の食生活に多大の恩恵を与えている。昭和三十四年逝去、栄養にささげた一生であった。戒名　醍醐院殿榮覺矩堂大居士　墓碑は西条市氷見にある。

平成二十年十一月三日建立
佐伯矩博士五十回忌顕彰碑設立委員会

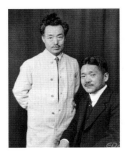

野口英世と佐伯矩
インターネットで見つけた写真。佐伯矩の履歴として、顕彰碑にも野口英世と交流があったと記載される。野口英世と佐伯矩は、北里研究所で同門であったということであるが、野口英世が北里研究所に所属していたのはわずか2年間（1898〜1900年）、しかも研究所内勤の期間はわずか半年である。佐伯矩が北里研究所に勤めていたのは1902年から1905年なので、北里研究所での接点はないはずである。野口英世が有名人なので、野口英世と友人関係にあったということをアピールしようとしているのであろうが、北里研究所での接点はないはずである。北里研究所の同門であった、ということだけである。おそらく、出会ったのは米国へ留学してからであろう。この写真は、昭和2年（1927年）に佐伯矩が欧米へ外遊したときのものだとのことである。

ここで『佐伯 矩』を知った。実は、恥ずかしながら、このときまで佐伯矩という人物は知らなかった。『栄養』の研究をしているのに、『栄養の父』と呼ばれている佐伯矩を知らなかった。いろいろ調べてみると、「佐伯矩は愛媛県西条市生まれ。幼少時を伊予市（この榮養寺の近く）で過ごした。1898年に第三高等学校（現岡山大学医学部）を卒業して医師となった。ここで荒木寅三郎博士に師事し、荒木博士の異動と共に京都帝国大学医学部医科学教室に異動した。1902年には北里研究所で北里柴三郎に師事し、1904年に大根のジアスターゼを発見した。1905年に米国エール大学に留学。メンデル教授に師事して生理化学の研究を行った。6年後に帰国。生化学の一部の分野としてしか認められていなかった栄養学を独立させる必要があると痛感して1914年に私立栄養研究所を開設、1918年にさまざまな栄養専門語（偏食、栄養食、完全食、栄養効率、栄養指導など）を創作し、『営養』を『栄養』に改訂するよう文部省に建言した。その後、日本における栄養学の普及のための活動を行った」という人物である。

重要なのは「それまで使われていた『営養』という漢字を『栄養』に変更するよう、文部省に建言した医師」であること。なに？愛媛の人？同郷人じゃないか、医師？先輩じゃないか。栄養士ではないんだ。『営養』を『栄養』に変更した？どういうこと？100年前は、『栄養』という漢字は使われていなかった？へえぇ、という感じであった。

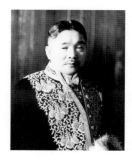
佐伯 矩

　100年前までは『営養』という漢字が使われていた？しかし、その意味は？そもそも『営養』ってどういう意味で使われていたのだろう。今は『栄養』は『nutrition』という意味であるが、『営養』もその意味だったのだろうか、という素朴な疑問まで湧いてきた。インターネットで調べると、中国語では『nutrition』の訳語は『営養：yingyang』である。だから、日本でも、かつては『営養』が『nutrition』の意味で使われていたはずだ。『身体によい食べ物』や『身体を維持するためのもの』という雰囲気だったようである。とにかく、そこまで考え出すときりがない。漠然と、身体によい食べもの、という雰囲気で『滋養』という用語も使われていたはずである。

　しかし、ここで考えておくべきなのは、『榮養寺』の『栄養』は、『nutrition』という意味なのか？である。そうではないはず。榮養寺が開山されたとき、『栄養』に『nutrition』の意味はなかったはずだから。それでは、『榮養寺』の『栄養』にはどんな意味があったのだろうか。それを知るためには、榮養寺の由来について知る必要がある。

【榮養寺】以下は、インターネットで調べた情報を整理したものである。
　愛媛県伊予市の中心市街地の灘町は寛永十三年（1636年）に豪商宮内九右衛門、清兵衛兄弟が大洲藩の許可を得て、私財を投げ打って開拓したのが始まりである。灘町の町割りは全国でも例を見ない大きな区画となっており、大洲藩から特別の自治が任された在郷町の典型的な姿を物語るものであった。
　榮養寺は、寛永十四年（1637年）宮内家の菩提寺として苦厭上人を招き開山された。苦厭上人は豊臣秀頼の子、国松丸（一説には国松丸の弟）で、大坂の陣の後、家臣の手によって難を逃れ、伊予の国に来て各地を転々とし、数年の後出家して豊臣家の菩提と衆生済度に精進したとされている。国松丸は、当時7歳。大坂城落城後、京都の六条河原で殺されたといわれるが、当地の伝説では、打ち首になったのは身代わりのもので、国松丸はひそかにこの地に逃れて明音寺（みょうおんじ）を開き苦厭上人と呼ばれたという。伝説によると、この国松丸は、徳川軍の目を逃れて、33人の家来に守られ、ほうぼうへ逃げ回った後、上灘の高野川海岸に上陸して、山伝いに中村にたどりつき、ここに住みつくことになった。ここでは、ひそかに大洲藩主加藤貞泰に使いを送って助けを求めたが、それもかなわず、国松丸は人目をさけて、家来とともに僧になった。そこで、国松丸は、苦厭上人と名のり、中村の地に寺を建てて妙音寺と名付けた。世は徳川の時代になってしまって、思う通りにはならず、豊臣家の不運を悲しみながら、仏の道で一生を終えた。

ただし、『浄土本朝高僧伝』によると、苦厭上人は国松丸ではなく、その弟で、江戸に隠れ、寺に入って学問にはげみ、諸国を旅して修行するとともに、仏教を広めたと言われる。この妙音寺跡には、今も苦厭上人主従らを弔った五輪塔や石塔が10余り残っている。

　その後、上灘の宮内九右衛門・清兵衛兄弟が上灘から移って来て、郡中の町を作り始めたが、このとき妙音寺を今の灘町の地に移し、宮内家の菩提寺として、名を榮養寺と改めた。「榮養寺」という寺号は他に例がなく「栄養」という言葉が使われた例として最古と言われている。

　こういう榮養寺の歴史を知ると、榮養寺の『栄養』は『nutrition』の意味ではないことが明らかである。それでは、どういう意味で『榮養』寺と命名したのか、その由来を知りたいと思うのは当然である。

◆佐伯栄養専門学校を訪問する

　顕彰碑を始めとするいろいろな情報から佐伯矩に興味を持った。その後、いろいろ調べていると佐伯矩が創設した佐伯栄養専門学校が存在する（失礼な表現ですみません）ことを知った。

　そこで、その年（2009年）の10月24日、東京の大田区中央にあった佐伯栄養専門学校を訪問した（現在は校舎は移転して大田区蒲田にある）。タクシーで行ったので、正確な場所は記憶にない。受付で挨拶すると「お子さんの入学希望ですか？」と聞かれたが、「一応、臨床栄養の専門家として仕事をしておりまして、佐伯矩先生の資料などがあれば見せていただきたいと思って訪問させていただきました」と答えたことを記憶している。佐伯矩の胸像を見せてもらい、また、滋養強壮飲料の『ビータ』の瓶などが置かれている資料室を見せてもらった。別室で事務の方が説明してくれた。1980年代の「みのもんた」氏が司会をしていたテレビ番組、『午後は○○おもいッきりテレビ』の「きょうは何の日」で佐伯矩と佐伯栄養専門学校が取り上げられたとのことで、そのビデオを見せてもらった。そこで佐伯矩の伝記を2冊、購入した。プレゼントしてくれるのかと一瞬思ったが・・・。『佐伯矩伝（佐伯芳子著：佐伯矩の長女）』と『オリジナリティを訪ねて―輝いた日本人たち―（20人の中に佐伯矩が入っている）』である。

　この2冊の本に加え、いくつかの資料により佐伯矩の生き様について勉強し、佐伯矩が『栄養学の父』と呼ばれるようになった、その理由は理解した。地元で発行された『栄養学の創始

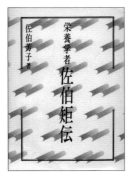
『佐伯矩伝』（玄同社）

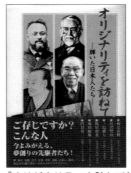
『オリジナリティを訪ねて』（富士通経営研修所）と同書の帯（矢印が佐伯矩）

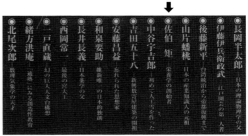

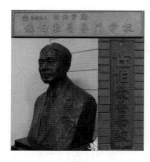
佐伯矩の胸像
（佐伯栄養専門学校）

発　行　平成9年8月10日

著　者　日下部　正盛
　　　　伊予市下吾川1448-12

印刷所　㈱タケウチ印刷所
　　　　松山市朝美2丁目10-10

栄養学の創始者佐伯矩博士小伝

日下部正盛著

『栄養学の創始者 佐伯矩博士小伝』
（日下部正盛著、タケウチ印刷所）

者佐伯矩博士小伝』は、地元びいきではあるが、具体的な内容が記載されていた。とにかく、佐伯矩が中心となって現在の臨床栄養学の発展を推進してきたことは説明するまでもないが、『栄養』に関連した内容として私が特に重要だと思っているのは、以下の点である。

　（1）1904年（明治37年）北里研究所における研究で、大根から消化酵素：ラファヌジアスターゼを発見した。これにより、大衆が好んで大根を食べるようになった。また、佐伯矩はグリコーゲンの研究も行っていて、牡蠣を原料にして滋養剤『グリコナール』を創製した。これは1905年（明治38年）に三共商店（現在の第一三共）が新薬として『グリコナール』を製造・販売した。注目すべきは、この商品の広告では漢字『営養』が用いられていることである。

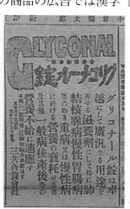

グリコナール錠の広告

　（2）1905年（明治38年）、米国エール大学科学部大学院に留学。エール大学学長のRussel Henry Chittenden（1856〜1943年）、生化学教授のLafayette Benedict Mendel（1872〜1935年）に師事し、生理学、医化学、毒物学などの研究に従事した。チッテンデン教授は米国の生理学の創始者のひとりである。メンデル教授は生化学教授である。あの有名な、メンデルの法則のGregor Johann Mendel（1822〜1884年）ではない。佐伯矩はエール大学で消化・吸収、タンパク質代謝などについての研究に従事することにより、nutrition研究に目覚めたはずである。

　（3）1914年（大正3年）、私費で私立栄養研究所を設立（東京芝区白金三光町）。世界初の栄養を対象とする研究機関。

　（4）1915年（大正4年）、朝鮮人参エキスなどを原料とする栄養飲料「ビータ」を創製して販売。収益を私立栄養研究所の維持費や研究費に充当した。この活動により、『栄養』学についての啓発活動を続けた。「ビータ」の収益で研究をつづけたということは、現在の産学連携の考え方であり、さすがに、時代を先取りしているといえる。

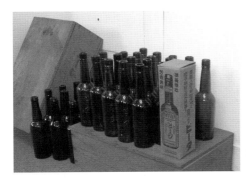

朝鮮人参エキスなどを原料とする栄養飲料：ビータを創製
（佐伯栄養専門学校所蔵）

　(5)　1918年（大正7年）、私立栄養研究所の活動に伴い、新しい用語の必要性を痛感した佐伯矩は、「偏食」「栄養食」「完全食」「栄養効率」「栄養指導」などの用語を造語した。それまでの『営養』（国定教科書、内閣印刷局の官報は広報で使用されていた）を『栄養』に統一するべきだと文部省に建言した。ここが重要なポイントである。現在も使われている『栄養』に関連した用語を<u>造語</u>したことにより、近代的な『栄養』に関する研究が動き始めたと考えるべきだと思う。佐伯矩は著書『榮養』において「栄養の字義たる、栄であり養である、栄と養と孰れも共に栄養機能を意味し、今両者を重複してその意味を強めて用ふるに過ぎざるのみ。或いは之を栄生養命と解して可い」と記している。

　(6)　1920年（大正9年）、国立栄養研究所が開設され、佐伯矩が初代の所長に任命された。ついに国を動かしたことになる。もちろん、『栄養』は国策であるべきである。『佐伯矩伝』には、「所員の高比良博士を友人のBenedict博士（Francis G. Benedict）の所へ勉強に行かせたところ、帰国したがらなくなって困った」という記載がある。この内容は、米国に留学中の佐伯矩の人脈の広さ、そして佐伯矩とBenedict博士が友人であったことを示している。佐伯矩はエール大学を出て、米政府の農商務省技師になり、ニューヨーク州アルバニーのベンダー研究所やアルバニー医科大学の講師などを務めていたので、その時期にBenedict博士を知ったのであろう。『栄養』を勉強している人ならだれでも知っている、ハリスベネディクトHarris-Benedictの式のBenedict博士である。ちなみにBenedict博士がHarris-Benedictの式を発表したのは1918年のことである。

　(7)　1924年（大正13年）、私立栄養研究所の跡地に栄養学校を開校し、栄養指導の専門家を育成するための教育を始めた。これは世界で最初の栄養学校で、卒業生を「栄養士」と称した。後年、国際連盟の要請でヨーロッパへ講演に出かけるが、その際、佐伯矩は「栄養士」を「dietitian」ではなく「nutritionist」と翻訳していることは注目すべきである。また、「栄養師」ではなく「栄養士」としたのは、〔「師」は相手が来るのを待っている、「士」は相手を待つのではなく自ら出向いていくという意味があるから「栄養士」と命名した〕、ということである（岡山医学同窓会報　第107号, p55, 2009年10月）。この記事には、看護師はなぜ『看護士』にしなかったんだろう、相手が来るのを待つのではなく、自ら出向いていくのが看護師の役割なのだから、とも記載されている。確かに弁護士も『弁護師』ではない。理学療法士、作業療法士、言語聴覚士、歯科衛生士、介護福祉士・・・『師』ではなくて『士』である。こう考えると、看護師が最も『看護士』であるべきだったのかなあと思うが、完全に余談である。ついで

に余談を続けると、医師も薬剤師も、近年、自ら患者のもとへ出向くようになっているので『医士』『薬剤士』とするべきか？

（8）1926年（昭和元年）、日本人として初めて国際連盟から交換教授として招かれ、ヨーロッパ、米国、南アメリカ各地で栄養について講演した。国連の招きであることには重要な意義があり、これによって栄養の重要性を世界中に訴えたことになる。しかし、ブラジルでの講演に際しては、在留邦人から日本に対し、「佐伯喰物（クイモノ）博士が来るそうですが・・・」という手紙が送られてきたという話がある。当時、当地の人々は栄養問題についてほとんど無知識、無関心であったためである。この手紙を送った方は、佐伯矩の講演を聞いて感銘し、謝った、という話も残されている。また、国連に対し、ビタミンの標準の統一と国際単位を決定することを提案している。

（9）1934年（昭和9年）、日本栄養学会が日本医学会の第13分科会となった。栄養学が独立したことを意味している。日本栄養・食糧学会は、のちに学会賞として「佐伯賞」を設けていた。

（10）1937年（昭和12年）、WHO主催の会議において、日本代表の佐伯矩が提唱した世界各国の国立栄養研究所の創設や栄養士の養成が会議の決定事項となった。すなわち、生理学、生化学、病理学、衛生学などの片隅で個々に論じられていた「栄養学」を、学問として独立させ、日本はもとより世界中を啓発したのが佐伯矩である。

（11）1946年（昭和21年）、第二次世界大戦後、占領軍は日本人の栄養問題を重視し、ポール・E・ハウ大佐を日本に派遣した。大佐は佐伯矩が1928年（昭和3年）にロックフェラー財団のゲストとして招かれてスタンフォード大学で行った講演をよく記憶していて、何かと佐伯矩に相談したとのことである。ここでも佐伯矩の存在が日本人の栄養状態改善に貢献したと言われている。

＊『佐伯矩伝』には、「大正七（一九一八）年（中略）、矩は、まず文部省に国定教科書中の『営養』および内閣印刷局の官報、広報に使われていた『営養』を『栄養』に改訂するよう建言しました。」と記載されている。これである。佐伯矩が1918年に『営養』を『栄養』に改訂するよう建言したことが、ここにきちんと書かれている。重要な記述である。

大正七（一九一八）年、矩は「栄養専門語」を創作しました。学問には、それに用いる学術用語がなければなりません。矩が創った語には、次のようなものに使われていた『営養』を『栄養』に改訂するよう建言しました。その後、北京大学の胡春林（HUO）教授が昭和四年に国立栄養研究所へ来所された時、矩は、まず文部省に国定教科書中の『営養』および内閣印刷局の官報、広報日常語として一般に用いられるものとなりました。れに用いる学術用語がなければなりません。矩が創った語は、次のようなものが、今日は学術専門語としてばかりでなく辞書、百科全書などに載せられ、また矩が「営」の字を「栄」に変えた事に賛成して、中国においても日本が自然科学問上の術語として「営」の字を「栄」という字を書いていたのでそのままに使われたが、「栄」の字の方が正しい意味をもっとの見解を示されました。しかし、また、私立栄養研究所の研究が進み、応用面が開拓されると共に、種々の新表現法が必要となり「偏食」「栄養食」「完全食」「栄養効率」「栄養指導」など、新しい熟語を考案しました。

『佐伯矩伝』（佐伯芳子著、玄同社）より

◆『営養⇒栄養、栄養学の父：佐伯矩、榮養寺』 を前振りに使う

　私は、2009年11月19日に開催された第71回日本臨床外科学会で教育講演を担当することになった。この講演で初めて、『営養⇒栄養、栄養学の父：佐伯矩、榮養寺』を講演の前振りに使った。自分で集めた資料のお披露目である。意気揚々とこの前振りで講演した。このとき、榮養寺の写真、佐伯矩作詞の『栄養の歌』の歌詞と楽譜もスライドにして披露した。外科医の学会であったので、おそらくは、nutritionの意味で『営養』が使われていて、100年前に『栄養』に代わったことを知っている人はいなかった。『佐伯矩』という人物を知っている人もいなかったと思われる。もちろん？『榮養寺』を知っている人はいなかったであろう。（その後も、松山市や伊予市出身の方で『榮養寺』を知っている人に会ったことはなかった。）

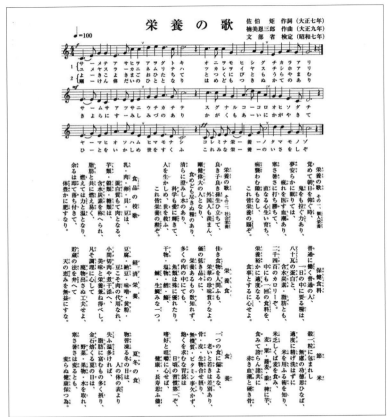

栄養の歌の楽譜と歌詞
（佐伯栄養専門学校）

　　4番の『保健食料』には、「八十瓦（80g）の蛋白と、含水炭素・脂肪とも、二千四百のカロリーぞ」という歌詞がある。100年前の作詞である。現在の日本の医師でこの数値を知っている人はどのくらいいるのであろうか、と考えると寂しくなる。8番の『食養』、9番の『夏冬の食』は、現代の食についても重要な示唆を与えている。

その後は、ときどき、この『営養⇒栄養、栄養学の父：佐伯矩、榮養寺』を『前振り』に使った講演をした。正直、私もこれ以上、『栄養』という漢字の歴史を追及することになるとは思ってもいなかった。単なる『前振り』に使う話題として、それ以上は考えていなかった。要するに、『愛媛県伊予市に榮養寺がある。その近くで幼少時を過ごした、「栄養学の父」と呼ばれている「佐伯矩」が、1918年に、それまで使われていた「営養」を「栄養」に代えるように文部省に建言した。佐伯矩は「榮養寺」にちなんで「栄養」という漢字を発想した』というだけの知識であった。「榮養寺」と「佐伯矩」の写真、「栄養の歌」の歌詞・楽譜を講演の『前振り』として使うだけであった。いわゆる『受けねらい』である。この話を『前振り』で使った講演をしたのは10回以上であったと思う。

◆栄養の歌

　2013年4月から、私は「大阪大学　臨床医工学融合研究教育センター（2015年からは国際医工情報センターに改称）栄養ディバイス未来医工学共同研究部門」の特任教授となった。臨床栄養に関するさまざまな仕事を開始した。ニプロ株式会社との共同研究部門であり、臨床栄養関連の器具や器械などを開発することも主たる目的であった。もちろん、学術活動が最も重要な目的であった。
　研究部門として実施した大きな学術イベントの一つは、2015年2月、私が日本静脈経腸栄養学会の第30回学術集会を会長として開催したことである。神戸市の国際会議場、国際展示場、ポートピアホテルを使って開催した。

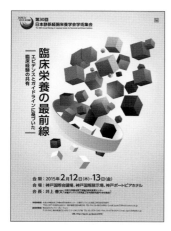

第30回　日本静脈経腸栄養学会学術集会のポスター

　学術集会には1万人を超える参加者があり、内容としても非常に満足すべきものだったと自負している。講演に招待した外国人は、世界で最初に中心静脈栄養法：TPN（total parenteral nutrition）を開発したStanley J. Dudrick（ダドリック）先生だけであった。予定時間を30分も延長した、すばらしい講演をしていただいた。実は、私の留学時代のボスはWiley W. Souba（ショウバ）教授で、Souba教授はDudrick先生の一番弟子であった。私はDudrick先生の孫弟

子ということになる。しかも、Souba教授の研究室での同僚がResearch fellowとして研究していたPaul Dudrick（Dudrick先生の息子）であり、友人として現在でもクリスマスカードなどのやり取りをしている。

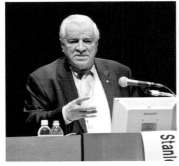
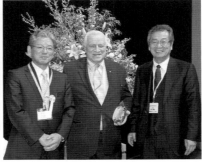

Dudrick先生の葛西森夫［東北大学第二外科］記念講演の写真。座長は、葛西森夫先生のお弟子さんで、当時、東北大学総長であった里見進先生。右は講演後の記念写真。Dudrick先生は80歳であった。

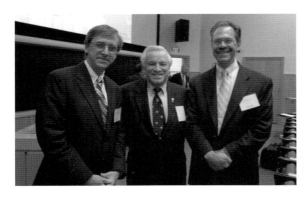

左はDudrick先生の息子のPaul Dudrick。右はDudrick先生の一番弟子のSouba先生で、私はフロリダ大学でSouba先生の下で研究生活を送った。

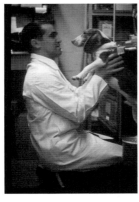
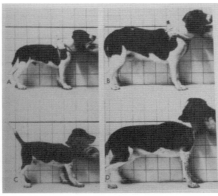

若き日のDudrick先生と、静脈栄養で成長した有名なビーグル犬。上段のビーグル犬は静脈栄養で成長し、下段のビーグル犬はふつうの餌で成長した。静脈栄養で餌と同じように成長させることができることを示した実験の結果である。

　しかし、この学術集会の際の理事選挙で落選し、日本静脈経腸栄養学会を動かして臨床栄養の活性化を図ることができなくなった（日本静脈経腸栄養学会は2020年1月に名称を変更し日本臨床栄養代謝学会となった）。そこで、一般社団法人 栄養管理指導者協議会※（Council of leaders for parenteral and enteral nutrition、略称：静脈経腸栄養リーダーズ：PEN Leaders、愛称『リーダーズ』）を設立した。「静脈栄養と経腸栄養を駆使して、食べられない患者さんに

対する栄養管理を適切に実施する」ことを目的とした活動を行う学術団体である。活動の目的は明確であるが、どれだけの方がこの活動に協力してくれるかは完全に未知数であった。しかし、多くの学術集会が『お祭り化』している現状に対して『学会は議論の場』という原点に帰ろう、という考え方での活動を始めた。

　第1回の学術集会（設立記念）を2015年9月12日に開催した。私自身がランチョンセミナーの講師を務めることにした。タイトルは「『栄養』その旅路と旅人たち、その旅程と目指す先」。講演内容は、後述する「ビタミンの父」高木兼寛のゆかりの地（宮崎県、鹿児島県、横須賀市、東京慈恵会医科大学など）に加え、佐伯矩ゆかりの地（愛媛県、榮養寺、佐伯栄養専門学校）などを提示しながら、漢字『栄養』の歴史について語ろうと考えた。しかし、漢字『栄養』の歴史に関する、ある程度の内容は、それまでに何度か行った講演で発表していた。それでは面白くない。何か、インパクトのあるネタにしなくてはならない。どうする？いいアイデアは？と考えて、「栄養の歌」を用いたビデオを作成することにした。誰かにピアノで伴奏をしてもらって私が歌うべきか、とも考えたが、それは照れくさいし、恥ずかしい。当時の研究部門の秘書、須見遼子がいろいろ調べてくれて、佐伯栄養専門学校からCDを入手してくれた。「栄養の歌」は佐伯栄養専門学校の校歌である。高木兼寛、佐伯矩に関連した写真や資料を示しながら『栄養の歌』を聞いてもらう、というビデオを作成した。

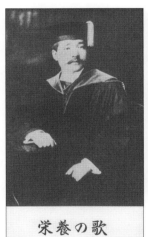 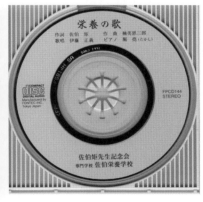

佐伯矩先生作詞の「栄養の歌」のCDとカバー（佐伯栄養専門学校）

※現在は、一般社団法人 静脈経腸栄養管理指導者協議会

第2章

◆漢字：栄養のルーツをたどるきっかけ

　栄養管理指導者協議会（リーダーズ）設立記念学術集会のランチョンセミナーで講演し、『榮養寺』、『栄養学の父：佐伯矩』、『営養⇒栄養』などを話題として取り上げた。おそらく私の講演を聞いた方々は『榮養寺っていう寺があるのか。栄養という漢字は昔から使われていたのではなく、使われ始めて、たかだか100年なのか。それまでは「営む養う、の営養」という漢字だったのか』という雰囲気で受け止めたはずである。さらに、佐伯矩が『nutrition』の日本語を『営養』から『栄養』に変えた、その発想の原点に佐伯矩が幼少時を過ごした地の『榮養寺』がある、という考えになったはずである。これがここまでの漢字『栄養』の意義であり、『こういう話は知らなかったでしょう？』という軽い感じで講演のネタとして使った。この講演でも『榮養寺』を『エイヨウデラ』と読んでいた。

◆『漢字雑談』の中の『営養・栄養』

　その後、この講演内容について、関東労災病院外科の秀村晃生先生からメールをいただいた。高島俊男氏（中国文学者・エッセイスト）の本『漢字雑談：講談社現代新書』に『営養・栄養』という記事がある、もともとの『栄養』の意味は『nutrition』ではなかったはず、という情報であった。秀村先生は、私の『栄養』のルーツの話に興味をもってくれ、いろいろ調べてくれたのである。正直なところ、私自身は、そこまで突き詰めるつもりはなかったのだが、非常に重要な情報だと判断した。秀村先生がここまで調べてくれたのだったら、私は、当然、もっと深く追求しなければならない、そういう立場になってしまっていると思った。そこで、もちろん、この本を購入して記事を読んでみた。

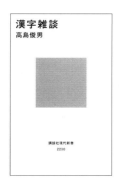

『漢字雑談』（高島俊男著、講談社現代新書）

　以下は、この本からの引用である。「営養・栄養」（24～32頁）の記載内容を抜粋して引用させていただく。
　●「エイヨウをとる」「エイヨウのよい」などのエイヨウということばがある。一般的には、明治以後nutritionの訳語としてもちいられるようになった語である。

●これまでの国語辞典では、明治四十年の金澤庄三郎『辭林』が最初にこの語をのせた。こうある（今の字体で掲げる。以下同じ）。＜営養　動植物が体質の消耗を補ひ生活力を維持すること、其作用は養料の摂取・消化・吸収又は呼吸・排泄・循環等なりとす。＞

●つぎは翌四十一年の落合直文『大増訂ことはの泉補遺』で、表記は「営養」、語釈は辭林にほぼ同じ。そのつぎは大正四年の『大日本國語辭典』。表記は「営養」で、語釈は辭林の要約である。この時期は「営養」がふつうであったことがわかる。

●明治期を通じて「営養」が主流になり、大正半ばに逆転したのである。

●中国では「栄養」という語は昔からある。ただし意味がまったく違う。どの辞書も引くのが、『晉書』にある、趙至の子供の頃のエピソードである。―趙至は、歳十三の時、師について学問を始めた。父が畑で牛を追う声を聞いて、書を投げ出して泣いた。師がいぶかって問うと、『吾小未能栄養、使老父不免勤苦』と答えた。師は甚だ異とした。―という話である。

その趙至少年の立派なセリフは、「私は年が小さくて（親を）栄養することができず、父に苦労をさせております（それで泣いてしまいました）」ということ。聞いた師は、これは並の子供ではない、小さいながら学問の目的をはっきりつかんでいる、と感にたえたのである。

学問の目的は儒家の経典（聖賢の書）を読んで官になることである。一人が官になると一家一族の社会的地位が飛躍的にあがる。親は大きな家に住んでいい服を着、世間に尊敬される人になる。それが「栄」である。親をそういう栄誉の地位に押しあげるのが「栄養」である。

●『日本国語大辞典』（以下日国）の「えいよう」に杉田玄白・建部清庵『和蘭医事問答』（1770）の「血は栄二養一身一候が職にて」を引いてある。ただし日国は、栄養の栄は元来血の意だとはどこにも書いていない。そして「語誌」欄にはこうある。＜（1）「栄養」は親に孝行を尽くすことの意で、もともと中国の古典漢籍に見える語だが、十三世紀の中国の医書「脾胃論」では身体を滋養する意味に用いられ、以降多くは「営養」と表記されるようになる。この意味が中国から日本の医書にも伝わり、蘭学の訳書にも「営養」「栄養」が併用された。＞

●中国では「営養」（滋養分の意）は近代語である。上述のごとく表記はもっぱら「営養」である。

●親孝行の栄養はもちろんとっくに死語である。

この記載から、私は、もともとの『栄養』は『親に孝行を尽くす』という意味と解釈できる、と考えた。そうか、『榮養寺』とは『親孝行をすすめる寺』なのだと私は理解した。納得してしまった。苦厭上人が豊臣秀頼の息子だとすると、「親孝行をしたかったのに、父、秀頼は徳川家康に殺されてしまったから、できなかった」そういう思いがあったから『親孝行をすすめる寺』として『榮養寺』と命名したのではないかと思った。ただし、もともとの寺の名称は『妙音寺』で、宮内九右衛門・清兵衛兄弟が上灘から移って来て、郡中の町を作り始めたが、このとき妙音寺を今の灘町の地に移し、宮内家の菩提寺として、名を『榮養寺』と改めた、という歴史も考えておく必要があると考えていた。

この資料をもとに、後日、榮養寺の高橋住職にお会いしたとき、『榮養寺』の『栄養』は『親に孝行を尽くす』という意味ではありませんか？と聞いてみたが、住職の返事は、わからない、なんとも言えない、そういう意味の由来を記載した記録はない、ということであった。高橋住職

は、この『趙至の親孝行の話』は知らなかったようであった。この部分のコピーをお渡しした。

　現在、日本では『栄養』に『親孝行』という意味はない。中国でも『親孝行』という意味の『栄養』はもちろん死語、だとのことである。

```
┌────────────────────────┐
│   中国語では・・・          │
│                        │
│   nutrition            │
│                        │
│   营养   營養           │
│                        │
│        営養            │
└────────────────────────┘
```

　ここまでの調査というか、勉強して理解した内容から、佐伯矩が『栄養』という漢字を『nutrition』にあてたのだ、と単純に思っていた。そうであれば話は簡単である。それまでは『nutrition』という意味で『営養』を使っていたが、佐伯矩が「『栄養』のほうが本来の意味を的確に表現できる」と考えて建言した、ということになる。そうして、その発想の原点に、子どもの頃に近くで遊んだであろう『榮養寺』の『栄養』があったのだ、という話になる。
　しかし、漢字『栄養』のルーツは、そんな簡単なものではなかった。

◆榮養寺の住職にお会いする

　一度は榮養寺の住職にお会いして、榮養寺の由来などについて聞きたいと思っていた。しかし、突然、榮養寺へ行ってもお会いできないかもしれない、ということでなかなか思い切れなかったが、意を決して手紙を書いた。

〒799-3114 愛媛県伊予市灘町52　榮養寺　　　御住職様
拝啓
　残暑厳しい毎日です。お盆前には愛媛に帰省しましたが、やはり、暑いということを実感しました。
　突然の手紙で、驚かれたと思います。私、現在は、大阪大学国際医工情報センター、栄養ディバイス未来医工学共同研究部門の特任教授をしております。愛媛県西宇和郡伊方町の生まれで、八幡浜高校から大阪大学医学部に進学し、外科医として働いてきました。外科医としての仕事の中で「栄養」が大事だということを認識し、現在は、適切な臨床栄養の普及のための活動を行っております。私が活動の中心としているのは、「食べられない患者さんの栄養管理」で、「食べる」の栄養ではありません。ちょっと意味としては難しいかと思いますが。
　手術をすると、なかなか必要十分な栄養を口から摂取することができない患者さんがい

ます。腸をほとんど全部切除せざるを得ない病気の患者さんがいます。この患者さんは、食べても栄養を吸収してくれる腸がないので、いわゆる点滴で栄養を投与しないと生きていくことができません。本当に「栄養」が大事な患者さんです。家で自分で点滴をする、という方法があります。在宅静脈栄養法といいますが、この方法は、技術としては確立しているのですが、なかなか実践できる施設がありません。本当は特別というような医療ではないと私は思っています。

　こういう感じの仕事をしています。とにかく、栄養が大事、人工的な栄養を行う必要がある患者さんをなんとかしたい、という思いで活動しています。

　人工的な栄養管理方法の代表として、中心静脈栄養法（高カロリー輸液）という方法があります。必要な栄養を点滴で投与する、という方法で、アメリカのStanley J. Dudrick先生が開発されました。私はアメリカに3年半、留学したのですが、そのときのフロリダ大学の教授はDudrick先生の一番弟子ですので、私は孫弟子という存在です。また、フロリダ大学ではDudrick先生の息子と一緒に実験をしていました。そのDudrick先生がこの方法を論文として発表したのは、1968年のことで、来年は50周年ということになります。

　佐伯矩先生のことは、いろいろ勉強しました。漢字「營養」を「栄養」に変えた、というのは非常に大事なことであると、もちろん、認識しています。東京の、佐伯栄養専門学校にも行き、佐伯先生の本を購入しましたし、「栄養の歌」のCDも購入しました。榮養寺にも、2回、行かせていただきました。全国各地で講演させていただいていますが、撮らせていただいた写真などで、榮養寺の存在をお伝えしています。佐伯先生は、「栄養」には「栄える、養う」という意味がある、というニュアンスでこの漢字を使うようにされた、ということなのですが、でも、そもそも「榮養寺」という名称は、どういう理由でつけられたのだろうか、という疑問は、実は、私自身、もっています。

　私、現在、一般社団法人　栄養管理指導者協議会の代表理事をしております。まだ、会員数は200名足らずの小さな学術団体です。しかし、非常に高度なレベルの議論ができる学術集会を開催しています。第1回の学術集会は2015年に開催しました。この9月の開催は第5回となります。第6回は鹿児島で開催することにしております。

　今、私が考えているのは、そして、御住職様にこうして手紙を書いているのは、来年が2018年であること、「營養」が「栄養」に変わって、ちょうど100年なので、何か、これに関連したことをしたい、と考えているからなのです。100年という記念の年に、何か、記念になることをやりたい、という思いでいます。まだ、具体的なアイデアは湧いてきていないのですが。

　御住職様にお会いして、いろいろお話を聞かせていただいたら、いいアイデアも湧いてくるのではないか、と思いまして、是非、一度、お話を聞かせていただきたいと思っております。不躾な、突然のお願いで申し訳ないと思っておりますが、そういう機会を作っていただくことは可能でしょうか。

　大阪におりますので、伊予市は結構遠いのですが、伊方町の生まれなので、いざとなれば、日帰りで行くことはできます。御住職様が会ってやろう、と思っていただけるのでしたら、都合をつけて榮養寺に行かせていただきますので、お願いします。

本当に申し訳ありませんが、メールや、FAX、電話などで、相談させていただけたらと思っております。名刺を同封いたしますので、よろしくお願いします。　　敬具
（2017年8月28日）

9月8日に、メールで返事をいただいた。

　井上善文様、お手紙拝見いたしました。尊いご縁に感謝いたします。返信が大変遅くなってしまい申し訳ありません。言い訳がましいですが、8月末から昨日までお寺の行事や各種研修会が目白押しで他のことに全く気が回らず、先生のお手紙も昨日やっと開封した次第です。
　　結論から申し上げますと、当山寺名の由来は伝えられておらず不明です。ただ、いろいろと推測されることはございます。また「栄養100周年」というのも気付いておりませんでした。なにか記念となる企画ができればありがたいとも思っております。もし機会があれば是非お目にかかってお話しさせていただければと思います。
　　よろしくお願いいたします。
　　合掌　　榮養寺　住職　高橋宏文拝

すぐに返事を送った。（9月8日）

　　榮養寺　住職　高橋宏文様：連絡ありがとうございます。なかなかお返事をいただけなかったので、失礼なことをしたのかと少々心配しておりました。そうなんです、来年は佐伯先生が日本で栄養という漢字に変えて100年なのです。そこで、何か、イベントができないものかと悩んでいるのです。榮養寺が、なぜ、栄養という漢字を使うようになったのか、それもいろいろ考えていて、実は、佐伯先生の考え方とは合致していないのかもしれない、などと、いろいろ考えています。ぜひ、一度お会いして、いろいろお話もできたら、と思っております。土曜日とか日曜日なら、松山まで行くことは可能です。平日に出かけるのは、かなりしんどいのです。そのあたりの都合をお聞かせください。よろしくお願いします。　　井上善文

　井上様
　　当山の所在する伊予市では、町おこしの一環として食をテーマとした各種のイベント活動を行っております。
　　当山も「栄養」をキーワードにして佐伯博士の業績を基本としたイベントを行ったこともございます。来年が「栄養100周年」ということなら、当山としても何かの記念行事を行えればいいなと思います。できれば拙僧とともに街づくり活動を行っている門田（文化協会会長）と一緒に井上様とお話しできればと思うのですが、お寺は井上様とは逆に土日祝日のほうが法事や行事ごとが多く、なかなか都合がつきません。10月は様々な行事が多いことから、門田と両方の都合がつくのは直近でも11月3日からの三連休なのですがいかがでしょうか。3日か4日の午後なら時間がとれそうです。こちらの勝手都合ばかりで誠に

申し訳ございませんが、ご検討くだされればありがたいです。お返事お待ちしております。
合掌　榮養寺　髙橋宏文拝

榮養寺　住職　髙橋宏文様：11月4日の午後にお願いします。朝、大阪を出発すると、午後2時から3時頃にはお寺に着くことができると思います。よろしくお願いします。
井上善文

　こういうやり取りの結果、榮養寺の高橋住職にお会いすることができた。一人で行くよりも、『栄養の物好き』何人かで行くほうが楽しいだろうと思って、何人かに声掛けをしたが、3連休であり、用事がある方がほとんどであった。唯一人、時間があったのが大阪市立総合医療センターの消化器外科部長、西口幸雄くん（現 大阪市立十三市民病院長）で、二人で珍道中をすることになった。

　榮養寺に着くと、伊予市の文化協会会長の門田眞一氏と高橋住職が待っていてくださった。門田氏は大阪市立大学の卒業で、この時点で大阪市立大学医学部卒の西口くんとは意気投合したようであった。いろいろ、榮養寺、佐伯矩の話をしたが、漢字『栄養』に関する歴史については私のほうが詳しいような雰囲気であった。とにかく『栄養100年イベント』の開催については、協力を快諾していただいた。その後、門田氏に、佐伯矩が住んでいた家（現在は家はなく、当時の井戸の跡があった）、宮内家（榮養寺は宮内家の菩提寺）の家も案内してもらった。宮内家には、伊能忠敬が宿泊したことが記録として残されていて、それも見せていただいた。

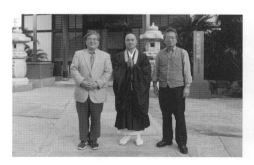

左から、西口くん、高橋住職、著者

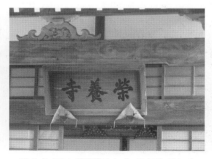

寺の入り口『榮養寺』との表札がある

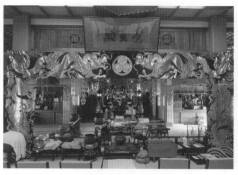

榮養寺の須弥壇

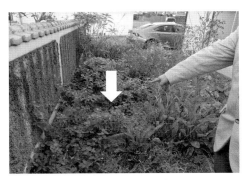

佐伯矩が幼少時を過ごした家の井戸跡

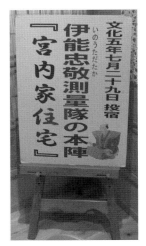

宮内家住宅：文化5年（1808年）、伊能忠敬測量隊が宮内家に宿泊したとのことである

　旅のついでに、私の故郷、伊方町豊之浦へ足を伸ばした。私の家までは行かなかったが、西口くんはものすごい田舎だと驚いていた。それから八幡浜市へ戻り、名物の『ちゃんぽん』を食べ、松山に宿泊。道後温泉へ行って入湯。最近有名になっている『じゃこかつ』を食べたが、300円もした。地元、宇和島や八幡浜では100円だが。翌朝は高知まで足を伸ばして桂浜へ。坂本龍馬の像を見に行ったが、ちょうど、この日は櫓が組まれていて、坂本龍馬の像と同じ高さで太平洋を見ることができる、というイベントの日であった。

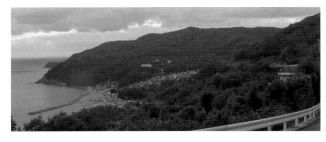

私の故郷、愛媛県西宇和郡伊方町豊之浦。漁師町である。

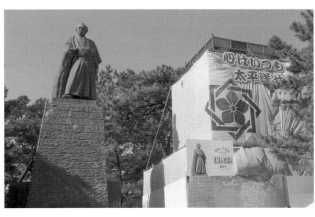

高知、桂浜の坂本龍馬像。坂本龍馬と同じ目線で太平洋を見ることができる、というイベントの日であった。

高橋住職、門田氏といろいろ話をした結果、漢字『栄養』100年イベントの開催に賛同していただいた。この時点ではどのような内容とするかは決めていなかった。また、後日、相談の結果、開催日は2018年11月25日と決めた。佐伯矩の命日が11月29日なので、この日にしようと高橋住職から提案していただいた。

◆偉人としての佐伯矩

　佐伯矩は、地元の偉人としても、もちろん尊敬を集めている。
　●出生地の西条市には『西条市医師会先覚三医人』の一人としてレリーフが飾られている。
　●佐伯矩が卒業した鹿島小学校、桂小学校は現在、統合されて北山崎小学校となっているが、児童達が作った胸像がある。手作りの胸像である。佐伯矩の『栄養』の書もある。帰省の途中、北山崎小学校に立ち寄った。休日だったので、学校の中に入って佐伯矩の『栄養』の書を見せてもらうことはできなかったが、校門を入ったところにある胸像はしっかり見せてもらって、写真も撮らせていただいた（勝手に、ではあるが）。手作りで、ここの小学生が作ったものであるが、りっぱな胸像である。

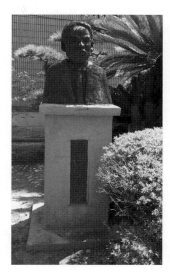

北山崎小学校の校門にある佐伯矩像

　●松山東高等学校（旧松山中学）のホームページには、卒業生の偉人として佐伯矩はリストに挙がっている。松山東高等学校は、2015年の春の選抜高校野球21世紀枠に選ばれたことで注目を集めたが、愛媛県内最古の高等学校である。夏目漱石が教鞭をとり、正岡子規も学んだことがある高校である。ノーベル賞作家の大江健三郎を始めとして優秀な人材を輩出している。佐伯矩は『本校ゆかりの人々』の中の一人、「栄養学者」として紹介されている。
　●岡山大学医学部の「岡山医学同窓会報」には、何度も佐伯矩に関する記事が掲載されている（80号、106号、107号、108号、115号）。
　●墓地は西条市氷見、真言宗の岡林寺（こうりんじ）にある。私は2018年の8月、墓地へお

参りに行ったが、大変であった。真夏の暑い日であった。故郷の伊方町に帰省する途中、ふと思いついて佐伯矩の墓に詣でることにしたのである。そもそも岡林寺を探すのが大変であった。『おかばやし』としか読めないので、ネットで探すのも難しかった。岡林墓地にたどりつくのにも、何人もの人に聞きながらで大変であった。さらに、墓地にはたどりついたが、佐伯矩の墓がどこにあるかを説明した地図はなかった。その日はちょうど「お盆」で、墓参りをしている人がたくさんいたので聞いてみたが、誰も知らないとのこと。丘全体が墓地なので、途方にくれた。墓の場所も知らずに広大な岡林墓地へ来ること自体が無謀であったのは明らかである。しかし、せっかく来たのだからがんばって探そうと決心して、とにかく歩くことにした。墓地の真ん中の主な道の周辺にあるはずだと思って丘を上っていくと、『西条史談会』と書かれた白い杭があり、そばの墓石を見るとアルファベットで『TADASU SAIKI』と書かれていた。やった！見つけた！本当に偶然、佐伯矩の墓を見つけることができた。どれほどほっとしたことか。「佐伯矩先生のお導きだ」としか思えなかった。たくさん写真をとった。来た甲斐があった、そんな思いであった。でも、地元の人にはあまり知られていないんだな、そんな思いもあった。この地で佐伯矩が過ごしたのは生まれてから3年ほどであるし、地元に戻って何かをした、ということでもないのだから、当然かもしれないが。

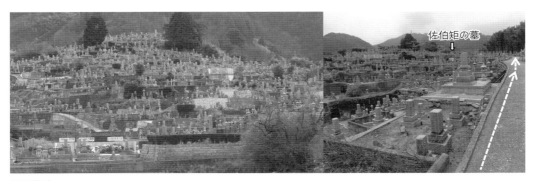

岡林墓地
この写真は墓地の一部にすぎない。この墓地群の中から佐伯矩の墓を探すことは、無謀としかいいようがない。発見できたことは、奇跡に近い。ランダムに写真を撮ったのだが、あとで見直すと、白い墓標が写真に写っている。そこに佐伯矩の墓があった。

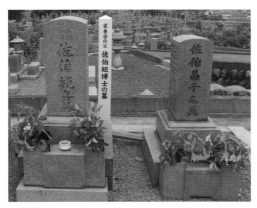

岡林墓地の佐伯矩の墓

●榮養寺の顕彰碑：平成20年（2008年）、佐伯矩没後五十回忌として顕彰された。すでに述べたとおりである。しかし、この顕彰は、佐伯栄養専門学校とは関係なく、地元として行われたとのことである。

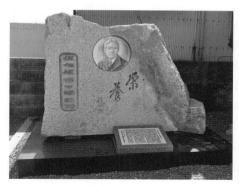

榮養寺の佐伯矩博士顕彰碑

●東京、池上本門寺の顕彰碑：平成21年に五十回忌記念事業として建立された。どうも、愛媛県伊予市の榮養寺で顕彰碑が作られたのだから、佐伯栄養専門学校としても記念事業をやらなくてはならない、ということで行われたようである。池上本門寺には行ったことがなかった。実は、2018年3月に、株式会社大塚製薬工場の大野氏から、池上本門寺の佐伯矩顕彰碑を見に行った、と写真が送られてきた。ということは、私も佐伯矩の顕彰碑を実際に見に行かなくてはならないのである。

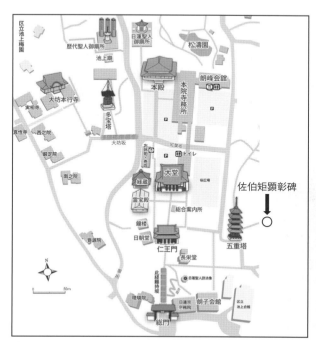

池上本門寺のホームページの案内の地図に、佐伯矩顕彰碑の位置を書き加えた。正確でないかもしれないが、この地図を目安に歩くとたどりつける。本門寺公園入口のすぐそばである。

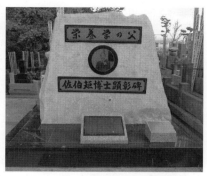

池上本門寺の佐伯矩博士顕彰碑
（佐伯栄養専門学校）

2018年4月5日、第118回日本外科学会が東京の東京国際フォーラムで開催された。その機会を利用して、池上本門寺へ行った。大きなりっぱな寺である。関西人なので、池上本門寺自体を知らなかった。参拝者もたくさんいた。しかし、佐伯矩の顕彰碑はどこにある？寺の中には全く情報がなかった。どこで得た情報だったかは忘れたが、有名な五重塔の近くという情報が頭のどこかにあったので、とりあえず、と思いながら五重塔を目指して歩いた。五重塔の近くにはお店もあったし、大勢の人が集まっていた。途中に力道山の墓の案内板があった。佐伯矩の顕彰碑の案内板はなかった。見つけることはできないかもしれないという不安の中で歩いているうちに、本門寺公園の入り口の近くに、佐伯矩の顕彰碑を見つけた。偶然である。ラッキー！と思った。『栄養学の父』と刻まれていた。ついでといっては失礼だとは思うが、ついでに力道山の墓は見に行った。力道山の像が建てられていた。ここでは力道山の墓の写真は提示しないが、案内板があるのですぐにたどり着くことができるはずである。しかし、力道山を知っている人は、もう、少ないのではないだろうか。

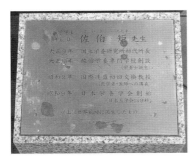

＜顕彰碑の碑文＞
　医学博士、Ph.D 佐伯矩先生
　大正9年　国立栄養研究所初代所長
　大正13年　佐伯栄養専門学校創設（栄養士誕生）
　昭和2年　国際連盟初回交換教授（医学者・医師への講義）
　昭和9年　日本栄養学会創始（日本医学会13分科）
　　　　以上は世界最初に誕生したもの

＜顕彰碑に刻まれている佐伯矩の歴史＞
　佐伯矩博士　略年譜
　明治九年　愛媛県新居郡氷見町（現西条市氷見）に生まれる

明治三十一年　第三高等学校医学部（現岡山大学）卒業
明治三十四年　京都帝国大学医科大学医化学教室にて荒木寅三郎博士に師事
明治三十五年　内務省伝染病研究所北里柴三郎博士のもとで研究
明治三十七年　ラファヌジアスターゼ（大根の消化酵素）発見
明治三十八年　米国エール大学大学院留学
　　　　　　　「ドクトル・オブ・フィロソフィー（Ph.D)」の学位を授かる
明治四十四年　栄養問題研究のため、欧州諸国の実情を視察し帰国
明治四十五年　医学博士となる
大正二年　　　上京し、金杉内科診療館（東京）館長となる　「栄養療法」を開始
大正三年　　　私立「栄養研究所」を東京・芝白金三光町に創設
　　　　　　　「日本人一人一日の保健食」を大正博覧会に展示
大正四年　　　栄養剤「ビータ」の創製　「米」の研究を開始（〜五年）
大正五年　　　私立「栄養研究所」に内科診療部を開院、栄養療法を実施
大正六年　　　世界最初の「栄養学講習会」を開催　国内栄養改善の発足
　　　　　　　栄養パンによる栄養改善
大正七年　　　栄養専門語の創作　「営養」を「栄養」に改訂、「偏食」「栄養食」
　　　　　　　「完全食」「栄養効率」「栄養指導」など考案　学校給食の創始
大正九年　　　世界最初の国立栄養研究所創設　初代所長　栄養学会の創始
大正十一年　　「七分つき米」が学術、経済的に最も合理的であると発表
大正十二年　　日本人栄養要求量発表　「単位式献立法」発表推奨
　　　　　　　関東大震災における救護事業
大正十三年　　世界最初の「栄養学校」創立（翌年四月開校）「栄養の歌」発表
大正十五年　　「栄養手」誕生　国際交換教授として出張
　　　　　　　成書「栄養」、「方形百分比の成分表」著
昭和二年　　　欧州、米国、南アメリカ諸国にて栄養学の講演
昭和六年　　　「日本食品成分総覧」完成　栄養士による栄養改善事業拡大
昭和九年　　　日本栄養学会独立（世界初）　E.M.P法則発表（毎回食完全）
昭和十一年　　「調理食品成分照鑑」発表
昭和十六年　　旭日中綬章受章
昭和二十年　　栄養士規則制定　即日施行、栄養士が国家的に認められる
　　　　　　　連合国司令部ハウ大佐と会見、懇談
　　　　　　　日本人食糧需給問題解決に尽力、戦後食糧危機打開に奔走
昭和二十九年　保健文化賞受賞
昭和三十年　　藍綬褒章受章
昭和三十四年　佐伯矩博士　急性肺炎にて没す　享年八十四歳
　　　　　　　特旨を以て従三位勲二等に叙せられる
　　　　平成二十一年十一月二十八日建立
　　　　佐伯矩博士五十回忌記念事業実行委員会

その後、佐伯栄養専門学校の山崎大治校長と親しく話しをすることができるようになった。当研究部門にも来ていただいたし、私も、新しくなった佐伯栄養専門学校を訪問させていただいた。その際、佐伯栄養専門学校に保管されていた、佐伯矩著『栄養』の本をいただいた。読破するのは不可能だとおもいながら、ページをめくってみた。その内容は驚くばかりである。このような本を、現在、一人で書くことができる医学者、栄養学者はいないであろう、そう思ってしまった。医学は進み、栄養学は進んでいる。しかし、これだけの内容の本を書くことができる医学者、栄養学者はいないと思う。

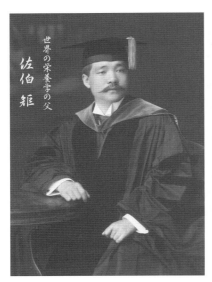 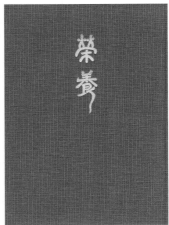 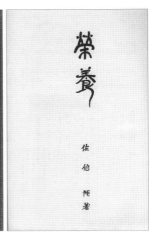

佐伯矩の写真と佐伯矩著『榮養』の本（佐伯栄養専門学校所蔵）

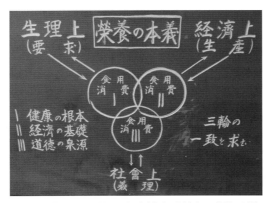

佐伯矩の『榮養の本義』の板書（佐伯栄養専門学校所蔵）

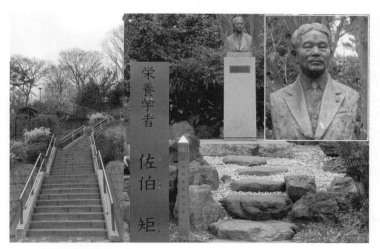

佐伯山緑地と佐伯矩の胸像

　2019年3月23日、一般社団法人栄養管理指導者協議会の第9回学術集会が、東京の星薬科大学で開催された。そこで、その前日に佐伯矩の胸像を見るため、佐伯山緑地へ行った。大田区の佐伯山緑地である。JR大森駅で降りてタクシーに乗る。しかし、1台目のタクシーに乗り込んで佐伯山緑地へ、というと、運転手のおじさんが知らないという。知らない？近くなのに。別のタクシーに乗ってください、ということになった。2台目のタクシーの運転手のおじさんは、聞いたことがある、という。仕方ないので、スマホで地図を見せて、近くまで行ってもらうことにした。結局、大森赤十字病院や大森第三中の近くへ行ってもらうと、佐伯山緑地の入り口に着いた。この辺りには佐伯栄養専門学校というのがあったな、とタクシーの運転手さんが言ったが。かなり急勾配の階段を上り、少し右へ歩くとすぐに佐伯矩の胸像が見つかった。ひっそりと立っている、そんな感じであった。写真を撮った。その後、歩いて池上本門寺へ行き、佐伯矩の記念碑を見に行った。2回目であった。

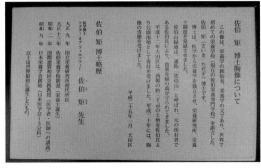

佐佐伯山緑地にある佐伯矩の胸像の碑文

<＜胸像の碑文の内容＞

佐伯矩博士胸像について

　この像は、栄養学の創始者、栄養学の父であり、世界で初めての栄養学校（現在の佐伯栄養専門学校）を創立した、佐伯矩（さいき　ただす）博士です。

　博士は、医学から栄養学を独立させ、栄養研究所、栄養士制度を発展させました。

　佐伯山緑地は、通称「佐伯山」と呼ばれ、元の所有者である佐伯氏により、貴重な緑の森が守られてきました。

　平成十二年大田区は、西側の約三千㎡の土地を佐伯氏より公園用地として寄付を受けました。平成二十年には、胸像の寄付を受けました。

　　平成二十五年一月　大田区

佐伯矩博士略歴

医学博士、ドクター・オブ・フィロソフィー　佐伯矩先生

大正九年　国立栄養研究所初代所長

大正十三年　佐伯栄養学校創設（栄養士誕生）

昭和二年　国際連盟初回交換教授（医学者・医師への講義）

昭和九年　日本栄養学会創始（日本医学会13分科）

　　以上は世界最初に誕生したもの。

◆榮養寺の『栄養』と佐伯矩が提案した用語としての『栄養』の関係

　幼少時に過ごした家の近くにあった『榮養寺』が、佐伯矩が『営養』を『栄養』に変更するよう提言したことに関係しているのか？これを考える必要がある。『榮養寺』の『栄養』から『nutrition』に対する『栄養』を発想したのか、という疑問である。地元では『榮養寺』の『栄養』が佐伯矩の発想の原点だ、と考えられているようである。しかし、この考えはあまりに単純である。そもそも『榮養寺』の『栄養』が何を意味しているのかを考える必要があるからである。

　これについては、佐伯栄養専門学校の山崎大治校長とも話したが、佐伯矩が『榮養寺』について言及したという記載はどこにもない。また、榮養寺の高橋住職も「残念ながら、佐伯博士が榮養寺から名称を発想したという記述はどこにもない。推測の域を出ない」と言っておられる。また、佐伯矩は大正14年（1925年）6月に愛媛県に立ち寄っているが（栄養普及の講演のため、九州各地を巡回していたが、熊本での講演を終えての帰りに、両親の墓参のために。＜日下部正盛著：栄養学の創始者佐伯矩博士小伝＞）、榮養寺に立ち寄ったとの記載はない。だから、本当は、『榮養寺』の『栄養』と佐伯矩が提唱した『営養』⇒『栄養』の間には何も関連がないと考えるべきである。それはそれで構わないが、私としては、やはり、佐伯矩の脳裏には、子どもの頃に近所にあった『榮養寺』があったと思いたい、そう思っていた。

　一方では、『榮養寺』が、佐伯矩が提唱した『栄養』という漢字と関係ないのだったら『榮養寺』には何の意義もないじゃないか、という意見もあるかもしれない。しかし、『榮養寺』のそばで佐伯矩は育ったのだから『榮養寺』の『栄養』という漢字が『nutrition』の意味で使われるようになったのだ、と地元の方々が考えておられることに意味づけをしてもいいのではないか、という考え方もある。

　人気グループ『嵐』の聖地として、滋賀県の『大野神社』や尼崎の『櫻井神社』、神戸の『二宮神社』などを参拝する方がたくさんいる。私も、私が診ていた患者さんのお嬢さんが「嵐」の大ファンだということで、「嵐グッズ」を入手するため、大野神社、櫻井神社に行った。非常に高い？高価な？嵐グッズを購入して送った。また、愛媛県には宇和島自動車のバス停に「嵐」がある。そこにも行ったし、関係する「嵐キーホルダー」を購入した。フィギュアスケートの

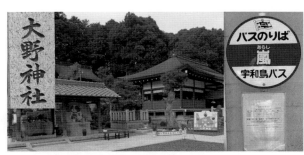

嵐ファンの聖地：大野神社と嵐バス停

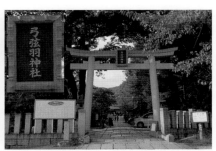

羽生結弦ファンの聖地：弓弦羽神社

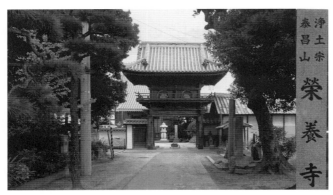
榮養寺の山門

　羽生結弦の聖地として神戸の『弓弦羽神社』にも人気が集まっている。これらはたまたま、名称が『嵐』や『羽生結弦』に関係しているというだけのことであるが、『聖地』となっている。

　そういう意味で『栄養の専門家』の聖地として『榮養寺』が存在する、これも一つの考え方ではないかと思う。名称だけでなく、実際に、『佐伯矩』が『榮養寺』の傍で生活していたのであるから。

　その前に、『榮養寺』の読み方も明確にしておく必要がある。「エイヨウデラ」と読むと思っていたが、高橋住職にお聞きしたら「エイヨウジ」だとのこと。また、どこにアクセントがあるのか？これも問題である。「東大寺」や「法隆寺」はそれぞれ「トウ」、「ホウ」にアクセントがある。しかし、大阪の「天王寺」は「ノウ」にアクセントがある。こういうことを考えていると、ある日のテレビで、東京にも「天王寺」があることを知った。護国山天王寺である。NHKのアナウンサーの発音では、アクセントは「テン」にあった。「東大寺」や「法隆寺」と同じアクセントであった。『榮養寺』の読み方であるが、おそらく、関東では「エイ」に、関西では「ヨウ」にアクセントがある。このようにいろいろ考えていたが、高橋住職に確認すると、アクセントは「エイ」にも「ヨウ」にもない、フラットだとのことであった。ふつうに「栄養」を高低や強弱なく「エイヨウ」と読むように、そのまま「ジ」と続けて「エイヨウジ」と読むのだそうである。

第 3 章

◆漢字『栄養』を誰が最初に使ったのか？を調べる

　2018年2月に横浜で第33回日本静脈経腸栄養学会が開催された。学会終了後、関東労災病院外科の秀村晃生先生と、元天理よろづ相談所病院腹部一般外科の松末智先生から貴重な情報をいただいた。この情報が、さらに深く『栄養』のルーツを調査するよう、私を後押しした。

　会長の木村理教授（山形大学外科学講座）が、「『栄養』の命名者は、山形県出身、金沢医科大学（現在の金沢大学医学部）学長、生化学者の須藤憲三（すとう けんぞう）である」と報告した、という情報である。木村教授は山形大学の教授なので、『山形と栄養との関係』ということで、この話を話題にしたのだと思う。木村教授は〔須藤憲三が『栄養』の命名者である。当時は『営養』と書かれていたが、「営むのではなく、養い栄えさせるのが栄養学の目的で、心身を栄えさせて初めて頭もよくなるんだ」との主張の元、森鴎外、尾崎幸雄などの支持を得て『栄養』に改めた〕というスライドを作成しておられた。これは、論文〔田中静雄，武田亮祐：歴史　須藤憲三先生. Diabetes Journal 6: 101-107, 1978〕を根拠としたものであることは、後日、文献を検索してわかった。

　正直なところ、そんなはずはない。佐伯矩が『栄養』の命名者のはず。どうせ、どこかから引っ張ってきた根拠のない話だろう、と思った。しかし、困った。須藤憲三のほうが先に『営養を栄養に』と言ったのなら、佐伯矩が『栄養』の命名者という話は間違っている、ということになる。2018年11月25日には、愛媛県松山市で「漢字『栄養』100年イベント」を開催することにしているのだから、本当のところはどうなのだ？真相を明らかにしなければならない、その結果によってはこのイベントも中止しなければならない、と考えてしまった。とにかく真実を追求しなければ、『栄養』のルーツを明らかにしなければ、という強い思いに駆られた。

　まずは、須藤憲三に関する資料を集めることから始めた。この資料収集においては、当研究部門の秘書、管理栄養士の藤本瞳の存在が大きかった。国会図書館を始め、さまざまな図書館から『栄養』のルーツ検索に関連した資料を集めてくれた。

> 　**田中**　栄養については基礎，臨床を通じて業績をあげられております．もっとも臨床といっても先生は基礎学者ですから，この方はむしろ学長の手腕，当時は学長はワンマンで通りましたから，ということですが，まず「栄養」という字は須藤先生の提唱によるものです．昔は「営養」と書かれておりましたが，「"営む"のではなく，"養い栄えさせる"のが栄養学の目標で，心身を栄えさせてはじめて頭もよくなるんだ」とおっしゃっていました．この話は後年他のある学者の発案のごとく伝えられておりますが，一番最初は須藤先生が当時交流のあった森鴎外や尾崎幸雄先生などの支持を得て今日の栄養に改められたのです．「食物及栄養概論」は明治44年の夏，文部省の要請で，中等教員や女子師範，高等女学校家事科教員を対象に15回にわたり行なわれた講演を骨子にまとめられた本です．

田中静雄，武田亮祐：歴史　須藤憲三先生.
Diabetes Journal 6: 101-107, 1978 より

田中静雄、武田亮祐著の論文『歴史　須藤憲三先生』を読んだ。なるほど、確かに須藤憲三は『営養』よりも『栄養』のほうが目的にかなっているから変更すべきだと言った、と書かれている。それに、森鴎外と尾崎幸雄という有名人の名前を出してきたか、しかも、須藤憲三は金沢医科大学の学長で生化学者か、本物だ、手強いと思った。しかし、申し訳ないが、「尾崎幸雄」ってどなた？知らない。有名な医学者なのだろうか。「尾崎行雄」の間違いかもしれない。憲政の神様、尾崎行雄のことではないだろうか。「幸雄」と「行雄」の違いは大きい。なぜ、ここで「尾崎幸雄？行雄？」が出てくるのか、わからない。もちろん、森鴎外は医師だから、その意義は理解できるが。

　また、第28回（2013年）の日本静脈経腸栄養学会の武藤輝一記念教育講演でも、金沢大学大学院医薬保健学総合研究科の山本博教授が「須藤憲三金沢大学医科学初代教授は『栄養』の命名者であるとともに・・・」と抄録に書いておられたことも知った。これで須藤憲三が『栄養』という漢字の命名者であることを支持する資料を2件、見つけた。やっぱり須藤憲三のほうが佐伯矩よりも先に『営養』を『栄養』に変えるべきだと提案したのかもしれない・・・しかし・・・。

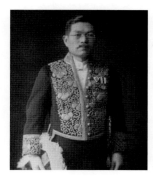
須藤憲三

◆須藤憲三の『栄養』

　その後も調査を進め、須藤憲三についての資料を日本医史学雑誌、Diabetes Journal、金沢大学医学部百年史、山形県南陽市のホームページ、などで調べた。

　須藤憲三：明治5年（1872年）、山形県南陽市の生まれで、済生学舎で医学を学び、1892年に医術開業試験に合格して医師となる。1893年には東京帝大医科大学生理学専科に移り、東京帝大医学部隈川宗雄教授の助手となった。1903年に講師、1905年に助教授となり、1911年には医学博士となった。1912年よりドイツに留学し、その後、生化学者として1924年に金沢医科大学（現在の金沢大学医学部）学長になられた。このように輝かしい履歴がある。日本における糖尿病研究の先駆者であり、尿糖の定量法を確立したという業績がある。

　1923年には金沢医科大学病院に病院としては初めて栄養部を設立し、栄養部長に大橋タカ子を登用した、とウィキペディアに記載されている。しかし、大橋タカ子とはどなたであろうか。わからない。佐伯矩の栄養学校の卒業生ではない。佐伯栄養学校の最初の卒業生は大正14年

（1925年）である。しかし、病院内に栄養部を設立した、という記載は非常に重要だと思われる。

　また、論文〔歴史　須藤憲三先生（田中静雄，武田亮祐）〕には「『栄養』という字は須藤先生の提唱によるものです。昔は『営養』と書かれていましたが、『"営む"のではなく、"養い栄えさせる"のが栄養学の目標で、心身を栄えさせて頭もよくなるんだ』とおっしゃっていました。この話は後年他のある学者の発案のごとく伝えられていますが、一番最初は須藤先生が当時交流のあった森鴎外や尾崎幸雄先生などの支持を得て今日の栄養に改められたのです」と記載されている。『この話は後年他のある学者の発案のごとく伝えられていますが』の部分の記載は、なんとなく、悪意があるように感じた。しかし、須藤憲三自身が本当に『営養』を『栄養』に変更するべきだと主張したのか？言ったのか？そこが重要である。私が調べ得た範囲内であるが、その『主張した』『言った』という記録は、実は、見つけることができなかった。

　須藤憲三は「食物及び栄養概論」を執筆している。この本は、明治44年（1911年）の夏、文部省の要請で中等教員や女子師範、高等女学校家事科教員を対象に15回行った講演を骨子にまとめた本で、大正2年（1913年）に出版されている。この本は、現在、奈良女子大学の蔵書として保管されているが、借用して目を通してみた。100年以上前にこのような内容の本が書けるのか、講義ができるのか、と感動した。確かに用語として『栄養』が使われていて、『営養』はどこにも使われていなかった。『養素』という用語はたくさん使われていた。『栄養素』という表現ではなく『養素』である。

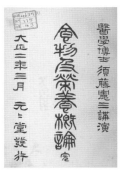
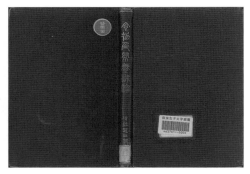
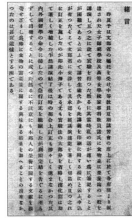

『食物及び栄養概論』（奈良女子大学学術情報センター所蔵）

〔緒言　昨夏予は文部省の嘱託を受け、中等教員夏期講習会の席上に於て、各府県より派遣された女子師範学校及高等女学校家事科教員諸氏に食物並に榮養論の一般を講演し、且つ之に就て実験を行った。然るに其当時、私の話が速い為に筆記することが困難であると云ふので、講習生総代から此講義を印刷に附する様にと云ふ、申込が有った。そこで文部省に交渉して其承認を経、講演速記を著しく切詰め、且つ之れに訂正を施したのが即此小冊子である。尤も実験法の大部分を省略し、消化篇は却て著しく増補した。乍然講演終了後は時の都合上、訂正も捗々しく進まなかった。其内、外國留学の命令に接したので、急行訂正を継続したが、到頭完結を告ぐるに至らずして出発することに成った。然るに不注意にも、本邦人の榮養に関する文献を携帯せざりし為、殊に食物の需要量に関する興味ある結果を加へることの出来なかったのは、甚だ遺憾とする所である。〕

緒言の中に『nutrition』を意味する『榮養』が2か所に出てきている。

◆佐伯矩の『栄養』

さて、佐伯矩の『栄養』に戻ろう。須藤憲三のほうが先に『営養』を『栄養』に変えるよう提案した、という意見に答えるには、佐伯矩が『栄養』という用語をいつ使ったのか、論文などに記載しているのか、が問題である。『言っていた』や『聞いたことがある』では証明できない。やはり「記載されているという記録」が重要である。

私が入手できた、佐伯矩が『栄養』という用語を使った最初の記述は「日新医学第弐巻」のものである。佐伯矩は「一般療法学」の中の「養理学特に栄養品の効価」を担当している。「日新医学第二年第十二號　大正2年＜1913年＞8月発行」において、「一般榮養學：養理學、特ニ食物ノ榮養價ニ就テ」の論文が掲載されている。ここでは『営養』は全く使われていない。すべて『榮養』である。したがって、佐伯矩が論文の中で『榮養』を使ったのは1913年、となる。もちろん、これ以前にも『榮養』を使っていたはずである。そうでないと、論文に書くことはないはずである。かなり以前から『榮養』を使っていたはずである。しかし、記録として残っていることが重要である。佐伯矩が『榮養』研究所を設立したのは1914年だから、正式には1913年に佐伯矩は『榮養』を使ったと解釈するべきである。

ただし、佐伯矩はあまり論文を書いていないということである。現場主義者だったという話もある。本格的な本は大正15年（1926年）に出版した成書『榮養』だけだとのことである。これは、逆に考えると、ずっと以前、すなわち1913年より前から『榮養』という漢字を使っていたことを意味している可能性がある。しかし、記録として残っているのは1913年の『日新医学第弐巻』が最初、ということになる。

（佐伯芳子著の『佐伯矩伝』には、次のような記載がある（179頁）。[矩は、生涯にただ一冊の成書『栄養』しか残しませんでした。それも欧州出張のための長い留守中、栄養学校の講義の代わりとして、いそいでまとめたものですが、今日でも通用するものをたくさん含んでいます。かねて矩は「人は前進している間は本は書けないものだ。想いがあとからあとから湧いてくるから」といっていました。])

◆須藤憲三のほうが佐伯矩よりも先に『栄養』を使うよう提案したのか？

　須藤憲三が「食物及び栄養概論」を執筆することになる講演をしたのは1911年である。本当に講演で『栄養』を使ったのか、これでは言い切れない。変な見方と言われるかもしれないが、『営養』も『栄養』も読むときは『エイヨウ』なので、1911年の講義で『エイヨウ』と言ったとしても、それは『栄養』か『営養』か、わからないからである。しかし、須藤憲三の「食物及び栄養概論」の記載と、佐伯矩の『日新医学第弐巻』における記載を考えると、須藤憲三のほうが佐伯矩よりも早く『栄養』という用語を使ったことになると解釈すべきではないかと思う。須藤憲三がいつ、『栄養』を使ったのかについては、良心的に解釈すると（須藤憲三寄り）1911年、佐伯矩寄りで解釈すると「食物及び栄養概論」に掲載された1913年（1913年とすると佐伯矩と同年）となるが、やはりここでは1911年と解釈しておくべきだと思う。

　結論としては、証拠と認めることができる記録は、漢字『栄養』を使ったのは須藤憲三が1911年、佐伯矩が1913年なので、須藤憲三のほうが佐伯矩よりも『栄養』を先に使ったことになる。

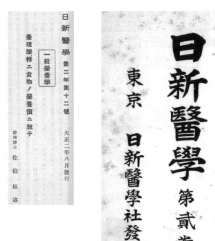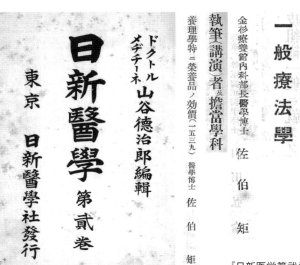

『日新医学第弐巻』（日新医学社）

◆森鴎外の『栄養』

　松末智先生も、この『営養⇒栄養』に興味をもっておられ、森鴎外の本を調べたとのことで、メールをいただいた。

　　「栄養という言葉に関してはなかなか興味深いですね。小生も、持っている岩波の鴎外選
　　集（全21巻）を見てみました。そうすると、以下の論文が目に付きました。
　　・日本兵食論大意：「我邦ノ学者西洋食ノ利益ヲ数ヘ此営養法ノ・・」陸軍医学会雑誌3
　　明治19年（1886）1月

・非日本食論ハ将ニ其根拠ヲ失ハントス：「彼ノ生理及ビ衛生学的ノ営養論ノ祖先タル・・・」 単行本　明治21年（1888）12月

　その他、この選集には公衆衛生に関する論文が収載されていますが、営養または栄養に関する記述は見つけられませんでした。尚、残念ながら1897（明治30年）に発表された文章はこの選集には収載されていません。岩波の鴎外全集（全32巻とのことです）にはあるのかも知れません。

　小倉日記（明治32年1899〜明治35年1902）も読み返しましたが、見つけられませんでした。

　まあ、少なくとも、1888年までは鴎外も「営養」と記載していたことは確かですね」。

　松末先生から教えていただいた内容から、森鴎外は1886年、1888年までは『営養』を用いていたことがわかった。しかし、これだけの資料の中で『営養』『栄養』という用語を探すという作業は、さぞ大変だったことと思われる。とは言っても、私はもっとたくさんの資料の中でこの2つの用語を探しているのではあるが。

　その後、私も森鴎外について調べてみた。なお、鴎外は旧字で鷗外と記すが、ここでは特に指定のない限り鴎外と記す。

　「国民栄養対策協議会」が編集した「日本語　栄養―その成り立ちと語意」という本がある。初版は昭和50年に「第一出版株式会社」から出版されている。「国民栄養対策協議会」は1962年に設立されている。残念ながら、役員に私が知っている人はいない、と思ってみていたら、「中村丁次（新宿医院）」先生（現神奈川県立保健福祉大学学長、日本栄養士会会長）の名前を見つけた。この本では、中国における『栄養』の起源から、日本における『栄養』について詳しく記載されている。その中の記事で、森鴎外に関する記載に注目した。

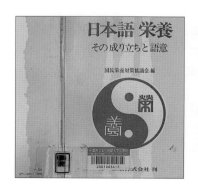
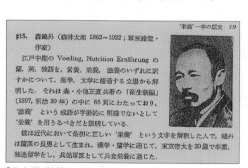

『日本語 栄養―その成り立ちと語意』（第一出版）の
書影と森鴎外の記事

森鴎外（森林太郎　1862〜1922；軍医総監・作家）

　江戸中期のVoeding、Nutrition、Ernährungの蘭、英、独語を、営養、栄養、滋養のいずれに訳すかについて、医学、文学に精通する立場から解明した。それは森・小池正直共著の「衛生新編」（1897、明治30年）の中に65頁にわたっており、'滋養'という成語が学術的に明確でないとして'栄養'を用うるべきだと説明している。

　彼は近代において最初に正しい'栄養'という文字を解釈した人で、鴎外は蘭医の長男として生まれ、漢学・蘭学に通じて、東京帝大を20歳で卒業、独逸留学をし、兵站軍医として兵食栄養に通じた。

＜森鴎外（森林太郎）　医師としての略歴＞

　文久2年（1862年）、島根県津和野の御典医の嫡男として生まれた。幼少時から論語、オランダ語を学び、10歳頃からドイツ語を学び始める。12歳のときに東京医学校予科（東京大学医学部）に入学、19歳で本科を卒業した。22歳時（1884年）ドイツ留学。ライプチヒ、ドレスデン、ミュンヘン、ベルリンで生活した。ベルリンではコッホの衛生研究所に入った。1888年帰国、陸軍軍医学校教官となる。1889年陸軍兵食試験の主任を務めた。1894年には日清戦争に軍医として従軍。1895年陸軍軍医監となる。1896年『衛生新篇』初版発行。1899年、第12師団（小倉）軍医部長として赴任。1907年陸軍軍医総監兼陸軍省医務局長となる（～1916年）。1908年森林太郎の発案により陸軍に臨時脚気病調査会設置、会長となる。1922年死去（60歳）。

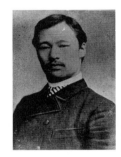

ドイツ留学時代（ベルリン）の森鴎外
（文京区立森鷗外記念館所蔵）

　そこで、「衛生新篇」の原書を取り寄せ、確認した。「明治29年（1896年）12月27日印刷」、「同年12月31日発行」で、森林太郎と小池正直の共著となっている。『榮養』がたくさん出てくる。この本の内容全体が古い文体で書かれているので、残念ながら私の読解力では十分に理解できないが、『イロイロノ食品ノ間ニ軒軽ヲナシテ彼ハ滋養品ニテ此ハ滋養品ニアラズトイフハ學問上過テリ榮養ノ所ハ細胞ナリ』『動論ニテハ物ノ備ヲ度外視スルニ近カリキ物ノ備ニ心付キシハ細胞ヲ榮養ノ所トシテヨリノ事ナリ』などの記載がある。1888年までは『営養』を使っていたのに、1896年には『榮養』に代えていたことが示されている。何か、理由があったのだろうか。いずれにせよ、文献としては、森鴎外のほうが須藤憲三よりも、佐伯矩よりも、先に『榮養』という用語を使用していたことがわかる。

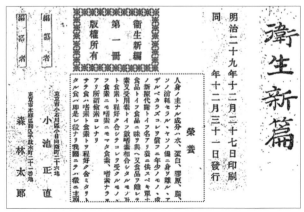

『衛生新篇』のクレジット表記

以下、右ページ（十四）より。

俗ニ滋養品トイフ語アリ其意味明ナラズ若シ人身ヲ滋養スルニ足ル可キ品トイフ義ナラバ一品ニシテ能ク食ムノ性ヲ備ヘ「ヅルベカラズガンゼル Ganser ガ作ン」園子（下ニ挙ゼム）如キモノヽ限リテ用キラルベキヤ否ナルベシ若シ人身ヲ滋養スルニ足ル可シ一部分タルベキ品トイフ義ナラバスペチーヘン品ハ滋養品ナルベシ前ニイヘル意味ニ「オナジ人 nahrhaft? トイフ字ヲ用ヰタリ

榮素 Spannstoff　　**發 Spesen**

榮素ノ所ハ細胞ナリ二軒ノ軽キナシテ彼ハ滋養品ニテ此ハ滋養品ニアラズトイフ（學問上過ナリ業成リテ榮ニ活細胞ニ化スルコト物ニ備リテ用ムコトヲ要スコノ備ヘバカラズ榮ネナルハ関グベカラズ消耗、辨齊ナリ昔藤馬ノ法家Alienus Varus（法ノ事ハ人ノ如ク終髪ヅルコトナケレド法官ノ消耗、辨齊トテ代ノトイヒキ人身ニ新陳代謝アルコト当時コレフ償フコトヲ遂トク受用スルモノヽ神經系ヲ以テ人ニ受用ケ曩ニシメルモノヲ含Galen ノ教ニ（人身ノ火ト水トヲ头ニヒコレヲ償フニ足ルベシ第十六基督世前ノ榮家 Hippokrates食ノ粋ヲ釋カシ出スベキモノトオモヒス Jatrochemiker ノ榮養ヲ發酵ナリ食榮 Essenz トイフモノヲ立チ、實ニナルベキモノトシタリ Paracelsus ノ食ヲ以テ發酵ト腐乳（筋肉作用）ノ張力 Spannkraft ナリ張力、ハ潜伏シタル運動 Intents Bewegungs ナリ知レタリ

左ページ（十三）より。

榮養（□印）

人身ノ主ナル成分ハ水、蛋白、膠原、脂、鹽ノ五物ナリコノ五物ハ悉短ノ別（アレド膏消耗セラルヽノ消耗セラル、ヤノノ備ニ身ヲ離レ、アリ又異物トナリテ身ヲ離レ、アリ又異物ヲトリテ身ヲ離レ、ザルベカラズコレフ償フニ年少ノモノヽ成人スルハ料ヲ加フルモ損失ハ償ハ新陳代謝トイフ食品名アリ又發ハ單ナル化合物ラ造化物ト人造物ヲ供スベキ食品ナレバ純化合物食品トイフ食品名アリ此ノ如キモノヽレ元奥ノ神經系ヲ奥ニシメルモノヲ含素又受用ヲ味ニ供スベシト人ニ受用ヲ曩ニシメ食味ト嗜好ヲ合シテコレヲ受クルモノ、物食品トイフ數嗜素相合シタルモノ及ヒ嗜素ヲ程好ク合シテコレヲ受クルモノ、物食素ノ種好食素ニモ亦食品、嗜素トナルモノヽモ食入リタ物ヲ貯ア食素ハ即是レ啫素ト食素ト程素トタルナルモノノ粋トイフタル食ハ即是レ救ナリ我國ノ刷ナルモノヽ粋トイフ

食ノ區別ノ表（Uffelmann）

下ページ（十六）より。

蛋白
脂肪
含水炭素
水
灰

Liebig ハ往時脂肪ト含水炭素トヲノミ燃ユベキ物トシタリキ是レ温原ナリ而シテノノ活力原トシタル所ハ蛋白ナリキナレド今ニ肉ヲ役シタ活力ヲ出ストキモ先ヅ貯ヘタル脂肪ト含水炭素トヲ使ヒタル後蛋白ヲ使フニ至ルコトヲ知ル（符號ヲ Bunge）肉力ハ直チニ蛋白ヨリ出デブトオモヒシハ リイビヒ ハ活力ヲナリ蛋白多キ食品ヲ滋養品トスル本源ニコ、ニアリト盤ノ勤論ニ乃ノ物ヲ備ヲ度外視スル近カリキ所ヘ心付キシハ細胞ノ發養ノ所ヲシテヨリノ事ナリコレヲ靜險 Stalik der Ernahrung トス

食ト共ニ身ニ入ル張力ハ燃エナ後ノ温量ニテ計算スルコトヲ得ベシ温量ノ單位ヲ Calorie トイフ其小ナルモノヽ一瓦ノ水ヲ一度ダケ媛ムルニ足ル温量ナリ（符號ヲ cal. トス）大 Calorie ハ一キロノ水ヲ一度ダケ媛ムルニ足ル温量ナリ（符號ヲ Cal. トス）千小 Calorie ニ同ジク人身中ニラ生ズル温ノ量ヲ彼此測温器 Calorimeter ニテノ食素ノ分解ニ同ジク人身中ニラ生ズル温ノ量ヲ彼此相同ジカリキ蛋白ノ食素ハ測温器中ニテ水ト炭酸トヲ生ズ有窒素食素ハ水ト炭酸トノ外ニ二酸化窒素 N₂O ヲ生ズ、旁又含水亞硝酸 NOOH 及硝酸 NO₂OH ヲ生ズ）

『衛生新篇』に出てくる「榮養」（□印）

＜脚気論争＞

　高木兼寛と森鴎外の脚気論争についてはいろいろ勉強していたが、正直なところ、森鴎外は『栄養』に興味はなかったのだと思っていた。高木兼寛が脚気の原因は『食』にある（実際にはたんぱく質の摂取量を問題にしたようである。高木兼寛は『ビタミンの父』と呼ばれているが、ビタミンの存在を考えていたかというと、それは疑問である。結果的に脚気の原因がビタミンB₁であることが解明されたため、そのきっかけを作ったという意味で『ビタミンの父』と呼ばれていると解釈すべきである。）と主張したのに対し、森鴎外は強硬に反発したと伝えられている。日清戦争や日露戦争で、陸軍では脚気による死者が多かった、その責任は森鴎外にある、と言われている。その真偽はさておいても、森鴎外は『栄養』には関心がなかったのだ、と私は思っていた。ドイツ留学でコッホに師事した鴎外は、脚気の原因は細菌である、と主張したとも言われている。しかし、これは正しくない。実際には脚気菌を発見したと発表したのは、ドイツに留学して帰国後は東京大学衛生学教授として活動していた緒方正規。1885年に脚気菌原菌説を発表したが、これを、緒方の弟子的な存在であった北里柴三郎が批判したことは有名である。この問題により北里柴三郎は東京大学学派と対立し続けることになったことも、日本の当時の医学界における重要な歴史である。

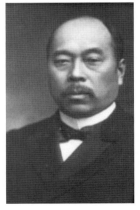

高木兼寛：たかきかねひろ
（東京慈恵会医科大学所蔵）

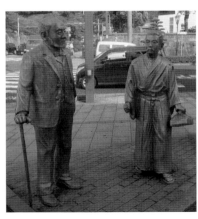

鹿児島市、高木兼寛と師のWilliam Willis
（鹿児島大学医学部の祖）の師弟像

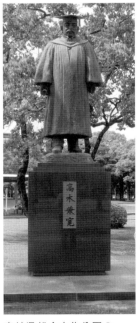

宮崎県総合文化公園の
高木兼寛像

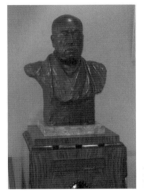

東京慈恵会医科大学内の史料室の
高木兼寛の胸像

脚気問題で森鷗外について理解するためには、高木兼寛（1849〜1920年）についても知っておかなければならない。

　高木兼寛は海軍軍医で、鹿児島大学医学部の祖、William Willisの弟子である。1875年（明治8年）〜1880年（明治13年）、英国ロンドンのセント・トーマス病院医学校に留学した（セント・トーマス病院はナイチンゲールが開校した看護学校がある病院である。高木が留学当時、ナイチンゲールは存命中で、セント・トーマス病院の看護師はナイチンゲールの精神を受け継いだ女性たちであった。高木兼寛は「医師と看護婦は車の両輪」と考えていて、帰国後、看護婦教育所を有志共立東京病院看護婦教育所を開設し、これは今日の慈恵看護専門学校へとつながっている）。帰国後は海軍軍医大監となったが、軍医として解決しなければならない大問題が脚気の撲滅であった。ロンドン留学中、ヨーロッパには脚気がないことから、白米を主とする兵食に原因があるのではないかと推察していた。高木は、1884年、海軍における遠洋航海実験で、たんぱく質を増やした新糧食を用いたhistorical control studyを行った。その結果として食事を変更する（米食⇒麦食、西洋食）ことにより脚気の発生が事実上なくなるのを示した。海軍では兵食を変更し、海軍での脚気はほぼ根絶するに至った。

　一方、当時の陸軍軍医総監　石黒忠悳は脚気伝染病説を信じていた。彼の信念に理論的根拠を与えたのが、1885年（明治18年）にドイツのライプチヒで、当時、陸軍一等軍医：森林太郎が書いた論説「日本兵食論大意」だったとのことである。1888年（明治21年）に帰国した森林太郎は、講演「非日本食論ハ将ニ其根拠ヲ失ハントス」で、米を食うのを日本食、パンを食うのを西洋食と定義し、「日本食は脂肪、含水炭素、蛋白のいずれにおいても問題なく、西洋食に劣らぬ」と主張した。その中で、高木兼寛を「英吉利流の偏屈学者」と呼び、露骨な非難を浴びせている。また、1889年（明治22年）には主任として陸軍兵食試験を実施し、実際に被験者に米食、麦食、洋食を食べさせる比較試験をおこなっている。「カロリー値、蛋白補給能、体内活性度のすべてで米食が最優秀という結果が得られた」、と発表している。この陸軍兵食試験成績は後々まで引用され、陸軍兵食の正当性の根拠として利用された。しかし、日清戦争、日露戦争における脚気による死者の数を陸軍と海軍で比較すると、明らかな差がある。海軍では脚気による死者はほとんどなかったのに対し、陸軍では戦地で25万人以上の脚気患者が発生したとのことである。この責任が当時陸軍省医務局長であった森鷗外にある、と言われている。しかし、日露戦争が終わってから（1908年：明治41年）設置された臨時脚気病調査委員会の会長は森鷗外であった。その委員に高木兼寛は入っていないのは、どうしてだろう。

　こういう森鷗外の歴史から、私は、森鷗外は栄養に興味がなかったのだと思っていた。森鷗外よりも、高木兼寛のほうが、栄養の歴史を語るときに重要な人物であると思っていた。高木兼寛は『ビタミンの父』と呼ばれていて、南極大陸にも『TAKAKI PROMONTRY（岬）』がある。また、森鷗外は津和野藩の典医を務める家柄、東京大学卒、ドイツ系、であるのに対し、高木兼寛は薩摩藩郷士の家に生まれ、軍医として従軍して海軍に入り英国に留学、と対比されている。吉村昭の『白い航跡』を読むと、高木兼寛のほうが『栄養』という観点からすると正しかった、という見方になってしまう。そういう意味で、森鷗外は栄養に興味がなかったのだ、という印象を持っていたのである。

　本書の目的は、もちろん、脚気の病因解明の歴史をたどることではないが、この話（森鷗外

が『nutrition』に対する日本語を『営養』とするべきか、『栄養』にするべきかと思案していたこと）を知ることにより、森鷗外に対する見方が変わったのは、私の正直な気持ちである。森鷗外はあまりに有名であるため、細かい履歴について説明する必要はないであろう。要するに、医師で作家、作家としても非常にたくさんの有名な著書を残しているが、陸軍軍医としても陸軍軍医総監（中将相当）に上り詰めた、すごい人である。

　2019年2月14日、東京、文京区にある森鷗外記念館を訪問した。『衛生新篇』の原書を見せていただくためであった。事前に閲覧申込みをした。JR日暮里駅で降りて記念館まで歩く。谷中銀座商店街を歩くと、なんとなくいい雰囲気であった。どうも下町レトロで有名になっているのだとのこと。帰りに『揚げたてコロッケ』を食べ歩きした。記念館までの道には、大河ドラマ『いだてん』の主人公『金栗四三』の旗がぶら下がっていた。どうも、『金栗足袋（ハリマヤ足袋)』発祥の地がこの文京区だとのことである。森鷗外記念館までは徒歩で15分ほどであった。資料室で森鷗外の『衛生新篇』の原書を見せていただいた。手を洗って手垢を除いてから、であった。原書と改訂版の間には微妙な表現の違いがあることがわかった。しかし、『榮養』の漢字がふつうに使われていることを確認した。写真は撮影させていただけなかったが、手続きをして、必要部分をコピーさせていただくことになった。

　また、森鷗外の医師・医学者としての資料もいろいろ見せていただいた。作家としての森鷗外としての評価はものすごいが、医師・医学者としての業績を見て、その業績のすごさに驚いたことも確かである。私自身が森鷗外の医師・医学者としての業績を知らなかったからであるが、多くの方も同じなのではないであろうか。その業績の中に『栄養』があることを知り、改めて森鷗外が医師・医学者としても尊敬されるべき人であると思った。

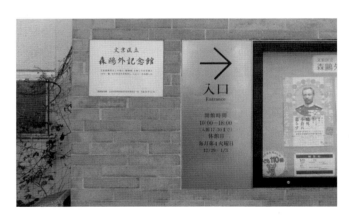

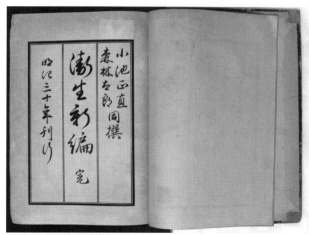

『衛生新篇』（表題紙）
（文京区立森鷗外記念館所蔵）

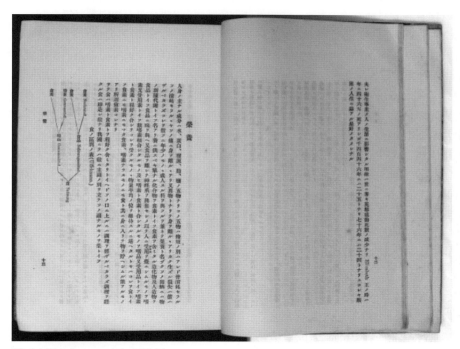

『衛生新篇』（12～13頁の見開き）
（文京区立森鷗外記念館所蔵）

◆森鴎外が一番先に『榮養』を使ったのではないか？

　須藤憲三が「森鴎外、尾崎幸雄などの支持を得て『栄養』に改めた」という記載があるが、これがいつであったのかについての資料はないので、森鴎外が須藤憲三の影響を受けたのか、については不明である。

　しかし、ここで、私は、ふと、逆ではないかと思った。逆に、須藤憲三のほうが森鴎外の影響を受けたと考えるべきだと思った。

　「衛生新篇」は明治29年（1896年）12月31日発行なので、間違いなく須藤憲三よりも、森鴎外のほうが先に『榮養』を使っていたことになる。逆に、須藤憲三はこれを知った上で『営養』を『栄養』にしようと相談した可能性が高いと思われる。よく考えると、森鴎外のほうが須藤憲三よりも10歳年上である（森鴎外：1862年生まれ、須藤憲三：1872年生まれ）。森鴎外は陸軍の軍医（1894年の日清戦争のとき、森鴎外は近衛師団第2軍兵站部軍医部長であった。1907年には陸軍軍医総監に昇進し、陸軍省医務局長に就任した）として高い地位に上り詰めていたのだから、医学界において、森鴎外のほうが力を持っていたはずである。また、須藤憲三は東京帝国大学医科大学の生理学選科で修業し、当時学長であった隈川宗雄の助手、講師、助教授として明治45年（1912年）まで勤務していたので、東大学派として森鴎外とも親交があったと考えられる。須藤憲三は生化学者なので、『榮養』については森鴎外よりも学問的には上だったとは思われるが・・・。

　一方の佐伯矩は1876年生まれで、森鴎外よりも、須藤憲三よりも年下である。

　と考えると、『栄養』を使ったのは、森鴎外が1896年で34歳時、須藤憲三が1911年で39歳時、佐伯矩は1913年で37歳時となる。須藤憲三が『栄養』を使ったとされる1911年には、森鴎外は49歳で軍医医務局長であった。また、佐伯矩よりも森鴎外のほうが先に『栄養』という用語を使ったことになる。

　結論としては、明治以後、最初に『栄養』という漢字を使ったのは、佐伯矩ではなく、須藤憲三でもない、森鴎外だ、となる。これまで、佐伯矩が『営養』を『栄養』に変えた、と考えられていたが、一部の人は須藤憲三のほうが先だ、と主張していた。しかし、ここまで調べてみると、どう考えても森鴎外が一番先に『栄養』という漢字について考えていたことは明らかである。「衛生新篇」に書かれていることがわかったので、確実である。佐伯矩の関係者、須藤憲三の関係者の考え方をすべて打ち消すことになってしまったが、ここで森鴎外の業績として『栄養』という漢字のことを受け入れなくてはならない。

　しかし、その森鴎外も『栄養』という漢字を造語したのではなさそうである。「Voeding、Nutrition、Ernahrungの蘭、英、独語を、営養、栄養、滋養のいずれに訳すかについて、医学、文学に精通する立場から解明した」という記載があるのだから、森鴎外の前に『nutrition』という意味の漢字『栄養』が存在したはずである。

　それでは、日本で、誰が最初に『nutrition』に対して『栄養』という漢字を使ったのであろうか、誰が『栄養』という漢字を造語したのであろうか。この問題を解明しなければならない。

◆誰が『nutrition』に対して『栄養』を造語したのか?

　東京家政学院大学家政学部の江原絢子氏が、1992年の日本家政学会誌（Vol.43 No.6 533-542）に論文〔家事教科書にあらわれた食関係用語の変遷（第1報）「栄養」に関する用語とその表記について〕を書いておられる。以下の記載に注目した。

　＊〔今日、英語のnutritionは栄養と訳出されているが、幕末から明治にかけての和訳辞書では、nutritionあるいはnutrementに「滋養」「滋養物」「養フ物」「食物」「養生法」などの訳語が当てられており、この時点では「えいよう」の用語が一般化していたとはいえない。〕

　＊〔「栄養」の文字表記の由来については、大槻文彦（後述の建部清庵の門人が大槻玄沢で、大槻文彦は玄沢の孫）著『言海』の改訂版『新編大言海』（1932〜1935年）に『晋書　趙志伝』を引用した「至曰　吾小未能栄養使老父不免勤苦」と杉田玄白著『和蘭医事問答』「血ハ栄養一身候ガ職ニテ、云々」および高野長英翻訳書『医原枢要』の「栄養」の表記を挙げ「英語feedingノ訳語ナリ、営養と書クハ誤リナリ」とあり、その意味に「動物ガ外物ノ養分ヲ鼻口ヨリ取リ消化ノ作用ニ因リ己ガ体ヲ養ヒテ栄エシメ生活ヲ維持スルコト」と述べられている。〕

　＊〔初版『言海』（1891年）には『えいよう』の用語自体がみられない〕

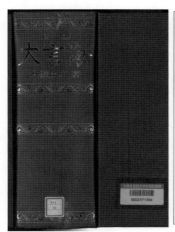
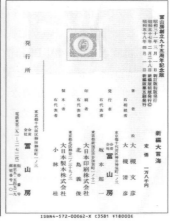

『新編 大言海』（冨山房）の書影と「榮養」の解説

「新編 大言海」（冨山房）の「榮養」の解説
　えいよう、エイヨウ（名）榮養〔蘭語、Voeding・（英語、Feeding）ノ譯語ナリ、此語、営養ト書クハ、誤ナリ〕動物ガ、外物ノ養分ヲ、鼻口ヨリ取リ、消化ノ作用ニ因リ、己ガ體ヲ養ヒテ榮エシメ、生活ヲ維持スルコト。（植物ニモ、此理行ハル）晋書、趙至傳「至曰、吾小未能栄養使老父不免勤苦」杉田玄白書翰（和蘭醫事問答、下）「血ハ榮=養一身-候ガ職ニテ、云云」高野長英ガ翻譯書ナル醫原樞要ニモ、榮養トアリ。

　既に高島俊男著『漢字雑談』の記載から述べてはいるが、この記載も同様で、「吾小未能栄養使老父不免勤苦」の『栄養』が『nutrition』の訳語でないことは明らかである。したがって、杉田玄白の『和蘭医事問答』あるいは高野長英の『医原枢要』が『nutrition』に対して『栄養』を当てた最初の記載である、ということになる。これを解明しなければならない。

◆貝原益軒

　杉田玄白と高野長英について調べる前に、気になっていたのが貝原益軒の「養生訓」である。貝原益軒（1630〜1714年）は、江戸時代の本草学者、儒学者。1712年に「養生訓」を執筆している。どうすれば「健康で長生きできるか」「健やかに人生を送れるか」について具体的な方法と精神論を交えて紹介されている。そこに『栄養』という記載があるのではないか、気になっていた。原書を読むのは私の能力では不可能なので、松田道雄訳の「養生訓」（中公文庫）で読んでみた。『栄養』との記載はなかった。「飲食の養分がないと元気は飢えて命を保てない」「飲食は生命の養分である」「俗に食を制限しすぎると養分が足りなくなってやせて衰えてしまうという」「食べものの風味が自分の気に入らないものは養分にならない」などの記載はあったが、『栄養』との記載はなかった。ここで使われている『養分』は『栄養』に置き換えるといいのではないかとは思ったが、とにかく、「養生訓」の中には『栄養』との記載はなく、貝原益軒が『栄養』という用語を考案したのではないことが判明した。

◆杉田玄白の和蘭医事問答

この『新編大言海』の記載を信じると、杉田玄白著『和蘭医事問答』（1795年刊）の中の『栄養』の表記が日本での最初のものとなる。本当にそうなのか、もちろん、調べる必要がある。

杉田玄白（1733～1817年）を知らない医療者はいないであろう。江戸時代の最も有名な蘭学者である。前野良沢、中川淳庵と共に『蘭書：ターヘルアナトミア』を翻訳し、1774年に『解体新書』として出版したことはあまりに有名である。晩年には回想録として『蘭学事始』を執筆している。

『和蘭医事問答』は、その杉田玄白と建部清庵（たたべ せいあん）の往復書簡である。

建部清庵（1712～1782年）は、江戸時代中期の医師。陸奥国一関（岩手県一関市）で医師として診療しながら蘭学の勉強をしていたが、その医学としての基礎がはっきりしないことに不満を持っていた。1770年に「江戸に蘭学の偉い先生がいたら疑問を解いてほしい」という書簡を書き（もともとは杉田玄白宛てのものではなかった）、弟子の衣関甫軒（きぬどめほけん）に託して、江戸の蘭方医に回答を求めた。しかし、誰も回答を出すことはできず、一旦、一関に戻された。しかし、衣関甫軒は再度江戸へ行き、1773年に「解体新書」の翻訳作業を行っていた杉田玄白にその書簡を届けることになった。その書簡に玄白は感動し、以後、清庵と玄白は手紙を交換して親密になったという経緯である。この手紙のやり取りを、弟子の大槻玄沢、杉田伯元らが、最初の2往復を「和蘭医事問答」との書籍名で出版した。そういう歴史のある書籍である。

その書簡の中の『血は栄二養一身一候が職にて』の部分の『栄養』が、『nutrition』の意味で『栄養』という漢字が用いられた最初ではないか、というのである。

これも原文を見た。私の読解力では解釈は不可能であったが、『新編大言海』で指摘されていた『血ハ栄養一身』の部分を見つけることができた。なるほど『栄養』だと思った。しかし、よく見ると、『血は栄二養一身一候が職にて』となっていて、漢文を読む際の「一二点」がついている。これはおかしい、『栄養』と記載されているのではないのではないか、と思わざるを得なかった。また、『養』の漢字も、字体が違うことが気になったが、この『養』の字体については、当時は、いろいろな形で記載されていたので、現在の字体の『養』と同じと理解してもよいとのことである。いずれにせよ、この文章で『栄養』という用語が使われていると判断することはできないのではないかと思った。しかし、私自身がこう判断したのでは根拠とはならない。私は古文や漢文については素人だから。

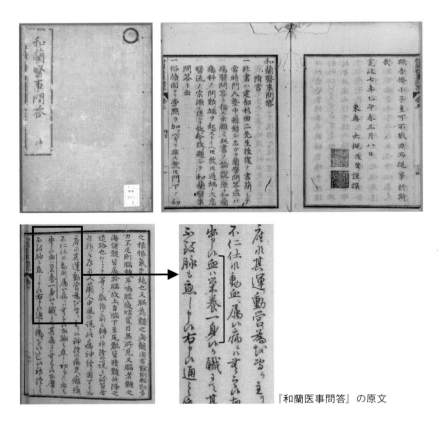

『和蘭医事問答』の原文

　そこで、建部清庵の資料がある一関市博物館に問い合わせた。「『血は養一身栄・・・』という読み方なのではないかと思いますが、意味もわかりません。この部分の意味と字の順番を教えていただきたいのです。『栄養』という単語になっていると考えてはいけないのではないかと思っておりますので」と手紙を書いた。副館長兼学術主任主査　相馬美貴子氏より〔井上善文先生；ご質問いただいた件ですが、お考えの通り、返り点があるので、『血ハ養一身栄候か職にて』で、栄養という熟語ではないようです。読み方と意味については、貴大学の漢文か歴史の先生にうかがったほうが正確と思いますが、自己流でやってみますと、読み方は、「血は養（やしない）一身（いっしん）に栄え候が職にて」、意味は「血は全身に養いを行きわたらせる働きをしている」というような感じかと思います〕と返事をいただいた。

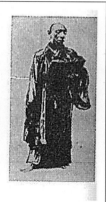

『日本語 栄養―その成り立ちと語意』（第一出版）の杉田玄白の記事

杉田玄白（1733〜1817、享保18〜文化14年；蘭医）

　玄白や孫の成郷は、自然良能の大家で栄養療法をすすめた。玄白は蘭解剖・洋学崇拝を唱え、彼の「蘭学事始」に‘栄養’の字を用いている。彼の「腑わけ」は高野長英（岩手県）の共著である。田代三喜（1465〜1537　古河の漢医開祖）生気論者で、自然治癒力を唱えた名医であった。高野長英も同じように栄養論者として名高く、「医原枢要」を残している。

　（この解説文には間違いがある。「腑わけ」が高野長英の共著であるはずがない。杉田玄白が亡くなった1817年には、高野長英は13歳であるのだから。また、高野長英は栄養論者として名高かった？本当にそうなのだろうか。「彼の「蘭学事始」に「栄養」の字を用いている」も誤りである。これについてはすでに述べている。）

　また、「国民栄養対策協議会」が編集した「日本語　栄養―その成り立ちと語意」には「玄白や孫の成郷は、自然良能の大家で栄養療法をすすめた。玄白は蘭解剖・洋学崇拝を唱え、彼の「蘭学事始」に‘栄養’の字を用いている」と記載されている。そこで「蘭学事始」の原文を読んでみた。といっても、原文で理解するのは不可能なので、漢字『栄養』が記載されているかをチェックしただけである。結局、どこにも『栄養』という漢字は使われてはいなかった。

　とにかく、杉田玄白が『栄養』という漢字を造語したのではないことは明確になった。

　これは当然のことと私は考えている。杉田玄白は「解体新書」の著者であるとされているが、実際にオランダ語を翻訳したのは前野良沢である。杉田玄白のオランダ語に関する語学力が非常に低かったことは、吉村昭の「冬の鷹」などの著書を読めば明らかである。「解体新書」の著者名の中に前野良沢の名前がないのは、非常に興味深いことであるし、発刊後の杉田玄白と前野良沢の人生の対比も非常に興味深い。刊行を急ぐ、実業家はだしの杉田玄白に対して、学究肌の前野良沢が、翻訳が不完全な点にこだわり、訳者に名を連ねるのを辞退したのがその理由とされている。要するに、『Ontleedkundige Tafelen（ターヘルアナトミア）』の翻訳を学問として行った前野良沢に対し、翻訳して出版することは自分の名声と野心のためと考えていた杉田

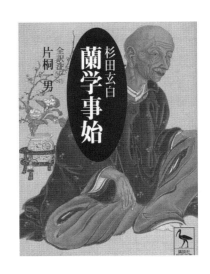

又ある日、鼻の所にて、フルヘッヘンドせし物なりとあるに至りしに、此語分らず。是は如何なる事にてあるべきと考合しに、如何にともせん様なし。其頃ハウュールデンブック〔釈辞書〕といふものもなし。よふやく長崎より良沢求め帰りし簡略なる一小冊ありしを見合たるに、フルヘッヘンドの釈註に、木の枝を断ち去れば、其跡〔アト〕フルヘッヘンドをなし、又庭を掃除すれば、其塵土聚りフルヘッヘンドすといふ様に読出せり。これは如何なる意義なるべしと、又例のごとくこじつけ考ひ合ふに、弁へかねたり。時に、翁思ふに、木の枝を断ちたる跡なれば、堆くなり、又掃除して塵あつまれば、これはこれもうつたかくなるなり。鼻は面中にありて堆起せるものなれば、「フルヘーヘンド」は堆〔ウッタカシ〕といふ事なるべし。しかれば此語は堆と訳してハ如何といひければ、各これを聞て、甚尤なり、堆と釈さば正当すべしと決定せり。其時の嬉しさハ、何にたとへんかたもなく、連城の玉をも得し心地せり。

『杉田玄白 蘭学事始』（全訳注 片桐一男、講談社学術文庫）の書影と本文の一部（110〜111頁）

玄白との考え方の相違が『解体新書』の著者名の中に前野良沢の名前がないことの理由であろう。私自身は前野良沢の「学問に誠実でありたい」という考え方に非常に共感している。また、吉村昭が指摘しているが、杉田玄白の『蘭学事始』の中の重要な記述『フルヘッヘンド』の部分であるが、この記述自体ありえないこと、とのこと。なぜなら、『解体新書』の原書に『フルヘッヘンド（verheffend）』という単語がないから、とのことである。すなわち、杉田玄白はオランダ語をほとんど知らなかったということでもある。それはそれとして、杉田玄白のオランダ語の読解力、学問に対する姿勢を想像すると、オランダ語の『Voeding（英語のnutrition）』に『栄養』という訳語を造語することはできなかったはずである。

　そうすると、高野長英の『医原枢要』の『栄養』の表記が日本で最初のもの、となるはずである。

◆高野長英について調べる

　高野長英という人物については、「蘭学者である」、「戊戌夢物語を出版して、幕府の政治を批判したという罪（これは言いがかりのようである。政治的な問題で犠牲になったと考えるべきである）で蛮社の獄で牢に入れられ、脱獄し、逃亡生活を送った」、という簡単な内容しか知らなかった。蘭学者としての能力や業績についてはほとんど知識もなかった。しかし、私は愛媛県南予（大洲市から宇和島市に至る一帯をいう）の生まれなので、高野長英が近くに隠れて逃亡生活を送っていたことは知っていた。もちろん、宇和島市にある「市指定史跡 高野長英の居住地跡」、西予市卯之町にある「県指定史跡 高野長英の隠家」には行ったことがある。

　幕末の宇和島は、藩主、伊達宗城が四賢候の一人であったことから、文化的にも高いレベルであった。そのために逃亡中の高野長英を宇和島へ招き、兵書の翻訳をさせ、砲台を築かせたりしていた。高野長英はシーボルトの門人であるが、卯之町には、そのシーボルトの門人、二宮敬作がいたので（二宮敬作と高野長英はシーボルトの門人として同門）、高野長英に対してさまざまな便宜を図ったとのことである。高野長英の次に蘭学者として招かれたのが、長州の蘭医、村田蔵六（後の大村益次郎：1824〜1869年）である。二宮敬作の下で医学を勉強していた、シーボルトの娘、楠本イネに蘭学を教えたのは村田蔵六である（宇和島には1854〜1856年までいた）。宇和島市の偉人として、高野長英、村田蔵六、二宮敬作、楠本イネが挙げられている。このあたりの歴史は非常に興味深いものがある。

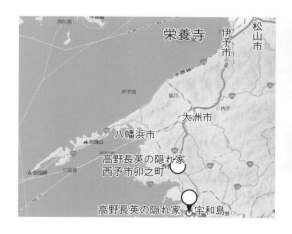

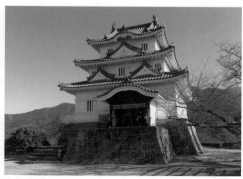

宇和島城

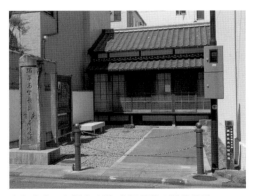
宇和島市の市指定史跡 高野長英の居住地跡

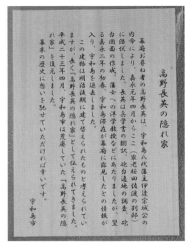
市指定史跡 高野長英の居住地跡にある
高野長英の隠れ家の解説

<隠れ家の解説文>

高野長英の隠れ家

　　幕府お尋ね者の高野長英は、宇和島八代藩主伊達宗城公の内命により、嘉永元年四月からここ（家老桜田佐渡の別邸）に潜伏しました。長英は兵学書の翻訳、砲台適地の調査、砲台図面の作成、藩士への洋学教授などにあたりましたが、翌る嘉永二年の初春、宇和島滞在が幕府に露見したとの情報が入り、宇和島を退去しました。

　　この建物は明治後期に建て替えられたものと考えられていますが、長く「高野長英の隠れ家」として伝えられてきました。平成二十三年四月、宇和島市は荒廃していた「高野長英の隠れ家」を復元しました。

　　幕末の歴史に想いを馳せていただければ幸いです。　　　宇和島市

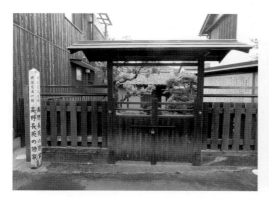

西予市卯之町の県指定史跡 高野長英の隠家

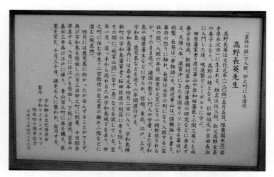

西予市卯之町の県指定史跡 高野長英の隠家の立札

＜隠家の立札の解説文＞

「蛮社の獄」で入獄。卯之町にも潜伏

高野長英先生

　　高野長英は文化元年（一八〇四）五月五日、陸奥国水沢（岩手県水沢市）に生まれる。幼名は悦三郎。叔父高野玄斎の養子となり、高野の姓となる。杉田伯元や吉田長淑に入門した後、鳴滝塾でシーボルトに学ぶ。

　　田原藩家老・渡辺崋山や岸和田藩医・小関三英らと尚歯会を結成。飢餓対策や西洋事情の研究などに奔走する。天保八年、浦賀沖にきた米国モリソン号を幕府が砲撃。長英は「夢物語」を、渡辺崋山は「慎機論」を書き、幕府の怒りに触れ、長英は永牢の刑になり入獄する（蛮社の獄）。入獄六年目、獄舎が火災になり一時釈放されるが、そのまま逃亡。諸国の数多い門人や学者、また宇和島や薩摩藩主などに守られ、信越、東北、江戸、上方、宇和島、鹿児島などを巡り六年間潜行する。

　　宇和島藩内には嘉永元年（一八四八年）四月二日に入り、宇和島横新町の宇和島藩家老・桜田佐渡の別荘に身を隠した。その間に「砲家必読」（全十一巻）などを訳している。翌年一月、追っ手から逃れるため宇和島城下を去り、卯之町に住む学友・二宮敬作の自宅裏の離れ二階などに潜む（現在地）。

　　四月には鹿児島に向かったが安んずることができず、再び宇和島を経由し六月三日卯之町に到着。十日間余滞在する。八月には江戸を経由し、下総に潜伏。翌年の嘉永三年再び江戸に帰り、青山百人町に居を構え、医業を営む。十月三十日、捕吏七人に襲われ、自刃する。

　　　平成十二年四月二十三日

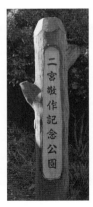
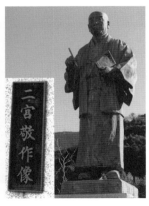

八幡浜市保内町磯崎にある二宮敬作像

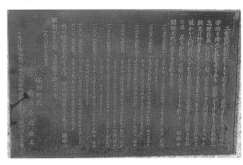

二宮敬作像の碑文

<二宮敬作像の碑文の内容>

　二宮敬作翁は若くして志を立て苦学を重ね西洋の学問を修めた先駆者である。恩師シーボルト、美馬順三、高野長英、大村益次郎、イネ等との人間愛に支えられた親交は、特筆すべきことである。またその卓越した技量と暖かい人間性は人々から医聖として敬愛され、訪ねる青年には広く知識を世界に求めることを教示し、日本の開明文化に大きな貢献をした

　　一八〇四年　五月十日　ここ磯崎に生まれる。十六歳で長崎に遊学、蘭学、蘭方医学を学ぶ

　　一八二四年　ドイツ人医師シーボルトの鳴滝塾に入門し、師の信望を得て医学・薬草の研究にすぐれた業績を残した

　　一八二六年　オランダ使節団参府の際　シーボルトに同行し、途中富士山を測量した

　　一八二八年　シーボルト事件に連座　富士山の測量がわざわいし、江戸立ち入り禁止　長崎からも追放の判決を受けて郷里に帰る

　　一八三三年　第七代宇和島藩主伊達宗紀の命令で上須式より卯之町に出て開業した　のち　準藩医となる

　　一八三九年　シーボルトの娘イネを引き取り、女医の道を勧め、日本最初の婦人科医の基をつくる

　　一八五九年　シーボルトが再来日し、長崎で宿願の再会を果たした

　　一八六三年　三月十二日　長崎で五十九歳の生涯を閉じた

　江原絢子氏の論文より、高野長英が漢字『栄養』と関連があるという情報を得たので、いろいろ、高野長英に関して勉強した。読んだ本は、吉村昭の『長英逃亡』、ジェームス三木の『ドクトル長英』、佐藤昌介の『高野長英』、鶴見俊輔の『高野長英』である。読破にかなりの時間を要したが、ある意味、蛮社の獄までの情報がきちんと得られればよかったのである。情報としては蛮社の獄以後のものが大部分であった。

以下に高野長英の略歴を示す。

＜高野長英　たかのちょうえい（1804～1850年）＞

　1804年、岩手県水沢藩に産まれる（現在の岩手県奥州市）。幼少時に父を亡くし、医師だった叔父の高野玄斎の養子となる。玄斎の娘と結婚して高野家を継ぐはずであったが、17歳のとき、玄斎の反対を押し切って江戸に出て、医学と蘭学を学ぶ。苦学していたが、やがて長崎に行ってシーボルトが開いた鳴滝塾に入学した。長英の学力は素晴らしく、まもなく塾頭になった。入学翌年にはドクトルの称号が与えられた。1828年、シーボルト事件が発生し、長崎を離れる。1830年、長英は江戸にもどって医者になり、仕事のかたわら蘭学塾を開業する。蘭語の翻訳者として名声を博す。その後、三河国（愛知県）の渡辺崋山、小関三英らと、蘭学者を中心とした研究会に加わり、政治や海外の様子などについて議論するようになる。モリソン号事件をきっかけに1837年、『戊戌夢物語』を書き、幕府の鎖国政策を批判。蛮社の獄によって永牢となる。1843年、牢の火事の混乱の中、脱獄する（長英が放火させた）。各地を転々としながら逃亡生活を送っていた。愛媛、宇和島藩に蘭学者として招かれ、兵書の翻訳や砲台建設に関与する。しかし、1849年、江戸にもどって医者として開業する。1850年、町奉行所に踏み込まれて自刃す。

　高野長英と『栄養』との関係においては、蘭語の翻訳に天才的な才能を有していたことが重要である。兵書としての『三兵答古知機（さんぺいたくちいき）』は非常に有名で、その翻訳力が認められ、逃亡生活中に宇和島藩の伊達宗城に請われ、宇和島で翻訳の仕事を行っている。現在、愛媛県南宇和郡愛南町には『高野長英築造砲台跡』が史跡として残されている。とにかく語学能力は抜群で、「鳴滝塾出身者の宴会で、オランダ語以外の言葉を使うと罰金をとるという決まりが設けられた。多くの者は酒が入るうちついつい日本語をしゃべって罰金を取られていたが、長英のみオランダ語を使い続けていた。それを妬んだ伊東玄朴が、長英を階段から突き落としたが、長英は「GEVAARLIJK!」（オランダ語で「危ない！」）と叫んだ」という逸話があるほどだったとのことである。長英自身、才能を鼻にかけて増長する傾向があり、仲間内の評判も悪かったのだが、当時の蘭学者として最大の実力者であると周囲は認めざるを得なかったと伝えられている。

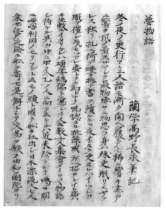

高野長英『夢物語』（写本）
（奥州市立高野長英記念館所蔵）

高野長英は、モリソン号事件、戊戌夢物語、蛮社の獄、放火と脱獄、逃亡生活、兵書の翻訳などで有名であるが、ここでは医師としての医学書の翻訳に注目する必要がある。『栄養』に関係しているのは『西説医原枢要』である。長英29歳のときの仕事である。

　『西説医原枢要』については、私自身は読んでいないので、その解説をすることは不可能である。岩波新書の『高野長英』（佐藤昌介著、65〜68頁）に詳しく解説されているので、その部分を転載する。

〔はじめて生理学の体系を紹介〕
　『西説医原枢要』は、わが国最初の西洋生理学の紹介書である。しかし、たんなる翻訳書ではない。それは、フランスのド・ラ・フェイおよびドイツのブルーメンバハ、ローゼの著書の蘭訳本により、かれらの生理学説をかれなりに体系づけたものである。
　生理学的知識は、『解体新書』以来、各種の翻訳医書を通じて、断片的ながら、わが国に紹介されていた。しかし、生理学そのものは解剖学とは異なり、諸科学を基礎知識として理論が構成されていたから、基礎科学の研究がおくれていた当時、これを理解することはきわめて困難であった。この困難を解消しようとしたのが、青地林宗の『気海観瀾』で、同書は医学の理解に必要な理化学的知識を授けることを目的として、訳出されたものである。長英は『西説医原枢要』を著わすにあたって、同書の理化学的知識を利用するほか、みずからも蘭書によって研究し、また解剖学的知識にかんしては、『解体新書』および宇田川玄真の『医範提綱』を参考にし、これらとの重複をできるだけ避けるように工夫している。
　『西説医原枢要』の生理学説は、十八世紀から十九世紀はじめにかけて、フランスおよびドイツを風靡した生気論系のものである。生気論医学は、厳密な自然科学的方法にもとづく現代医学と異なり、人間を巨視的に一つの有機体として観察する思弁的医学である。わが国では、一八二〇年から五五年（文政三〜安政二）にかけて、この医学がひろく行なわれた。もちろん選択的に受容されたのではなく、オランダ医学の動向を反映したものとみるべきであろう。もっとも生気論医学は思弁的であるといっても、これには当時として最新の科学的知識が織り込まれていた。長英はこれらの知識をかなり正確に理解し、また原著の内容をたくみに消化していたことは、同書の全体を通じて指摘される。おそらくシーボルトについて研鑽を積んだ長崎時代のたまものであろう（以上は故阿知波五郎氏の示教による）。
〔長英の学問観〕
　ところで、最後に指摘したいのは、本書にみられる長英の学問観である。かれは本書の題言のなかで、生理学研究の必要について、つぎのように述べている。

『解体新書』が刊行されて以来、西洋医学書がつぎつぎと出版されて普及した結果、解剖書から内外科の治療書、薬物書にいたるまで、ほぼ完全に備わるにいたった。まさに盛況というべきである。それにもかかわらず、医学においてもっとも基本的な知識である生理学にかんするかぎり、いまだに不備だといわざるをえない。がんらい生理学は、これが西洋でも精密で詳細になったのはわずか四、五十年来のことにすぎない。しかもその内容が警抜で、理論が深遠であるがため、これを理解し翻訳することは難事に属する。訳書がいまもって現れないのはそのためである。それゆえ、西洋医学を唱えて開業する者も、生理学に通ぜぬために、「異常の疾病にあい、奇変の症候に臨んでは、思慮茫洋（ぼんやり）として向うところを知らず。あるいは模索臆裁し、師心の僻説を吐く。かくのごときの徒、すくなしとせず」というのが、現状である。

がんらい西洋医学の特徴は、人身の究明をもって基本としているところにある。そこでこれに従事する者には、はじめ解剖書を授け、人体の構造、諸器官相互の関係に通じるのをまって、ついで「人身窮理の書（生理学書）を読ましめ、人体の形質、諸器の主用をつまびらかにし、活器、運動営為して、性命存活するゆえんを明らかにせしむ」。このようにして生理学に通じるならば、「異常の疾病にあい、奇変の症候に臨んでは、思慮茫洋として、向ふところを知らず」ということはありえない。その意味で生理学は、「極致ノ学」というべきであり、医学にたずさわる者の、欠くことのできない基礎知識である。

『高野長英』（岩波新書）の本文の一部（67〜68頁）

　“『解体新書』が刊行されて以来、西洋医学書がつぎつぎと出版されて普及した結果、解剖書から内外科の治療書、薬物書にいたるまで、ほぼ完全に備わるにいたった。まさに盛況というべきである。それにもかかわらず、医学においてもっとも基本的な知識である生理学にかんするかぎり、いまだに不備だといわざるをえない。がんらい生理学は、これが西洋でも精密で詳細になったのはわずか四、五十年来のことにすぎない。しかもその内容が警抜で、理論が深遠であるがため、これを理解し翻訳することは難事に属する。訳書がいまもって現れないのはそのためである。それゆえ、西洋医学を唱えて開業する者も、生理学に通ぜぬために、「異常の疾病にあい、奇変の症候に臨んでは、思慮茫洋（ぼんやり）として向うことを知らず。あるいは模索臆裁し、師心の僻説を吐く。かくのごときの徒、すくなしとせず」というのが、現状である。

　がんらい西洋医学の特徴は、人身の究明をもって基本としているところにある。そこでこれに従事する者には、はじめ解剖書を授け、人体の構造、諸器官相互の関係に通じるのをまって、ついで「人身窮理の書（生理学書）を読ましめ、人体の形質、諸器の主用をつまびらかにし、活器、運動営為して、性命存活するゆえんを明らかにせしむ」。このようにして生理学に通じるならば、「異常の疾病にあい、奇変の症候に臨んでは、思慮茫洋として、向ふところを知らず」ということはありえない。その意味で生理学は、「極致ノ学」というべきであり、医学にたずさわる者の、欠くことのできない基礎知識である。”

　かれはこのように生理学研究の必要なゆえんを説いている。以上の生理学観は、技術の進歩を保証するのが科学的認識である、という学問観をふまえたものであり、それはベーコン以来の近代的学問観の表明にほかならない。

　この『西説医原枢要』は天保3年（1832年）に脱稿されている。1830年にシーボルト事件で江戸にもどり、蘭学塾を開いて活動していた頃である。また、1837年に蛮社の獄で牢屋敷に収監される前のことである。蘭学者として最も脂がのっていたころのことである。

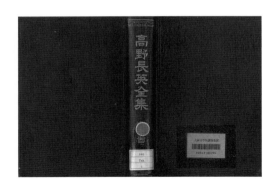
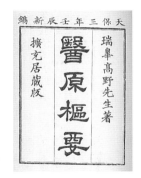
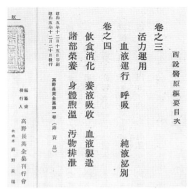

『高野長英全集』（高野長英全集刊行会）の書影と
収載されている「西説医原枢要」の表題頁（右上）と目次（左下）

　「高野長英全集」の中に「西説医原枢要」はある。その中に、確かに漢字『栄養』が使われている。確認できた。私の乏しい読解力でも、使われている『栄養』は『nutrition』の意味であることはわかった。生理学として『栄養』という用語が使われていた。巻之四では「飲食消化、養液吸収、血液製造、諸部栄養」として『栄養』が使われていて、その意味は『nutrition』でなければならない。しかし、この資料は昭和5年（1930年）に印刷されたもので、しかも、活字化されたものである。昭和の時代だから『栄養』という漢字は正式に使われるようになっていたはずである。長英が『営養』を使っていても、印刷の段階で『栄養』に書き換えられた可能性がある。原書を見なくては、本当に長英が『栄養』を使ったのかの確認はできない。そこで、岩手県奥州市にある「高野長英記念館」で原書を見せてもらうことにした。電話でお願いしたところ、快く許可していただいた。

　2018年5月26日、漢字『栄養』のルーツをたどるため、奥州市にある、高野長英記念館を訪問した。大阪国際（伊丹）空港からいわて花巻空港まで行き、レンタカーを借りて記念館へ行った。宿泊はもちろん、花巻温泉。花巻というと、プロ野球選手の、菊池雄星投手と大谷翔平選手が有名である。ほかには？ NHKアナンサーの高橋圭三氏が有名であるが、当然、若い方は知らないであろう。活躍したのは1960年代なのだから。空港に着いたのは午後1時頃だったので、まずは、ということで焼き肉店に入って冷麺を食べた。花巻空港から高野長英記念館までの距離は約40km、高速を使うと約40分の距離であった。
　奥州市では、後藤新平記念館にも行った。政治家（台湾総督府民政長官、満鉄初代総裁、逓

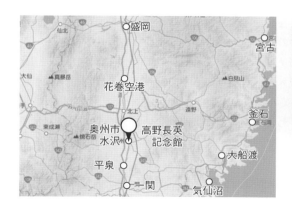

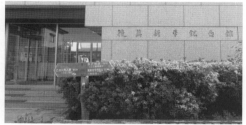

奥州市の後藤新平記念館

信大臣、外務大臣、東京市長、ボーイスカウト日本連盟初代総長、日本放送協会初代総裁、などなど）として有名であるが、医師でもあったことは知らなかった。岐阜で遊説中に暴漢に刺されて負傷した板垣退助を診察したのが後藤新平であったことも知らなかった。また、シチズン時計の名付け親でもあることは、後藤新平記念館で知った（社長の山崎亀吉氏は、時の東京市長であった後藤新平と親交があり、開発した時計の命名を依頼した。後藤新平は、永く広く市民に愛されるようにと、市民を意味するCITIZENと名付けた。その後、これを社名に取り入れたとのことである）。ちょうど記念となるような豪華な時計が飾られていた。もちろん、先に高野長英記念館に行ったのであるが、後藤新平記念館に行くと、高野長英記念館の係の方から私が行くと連絡が入っていて、ここも無料で見学させていただいた。ついで、といっては失礼であるが、当然である、平泉へ行き、中尊寺へ行った。閉館ギリギリの時刻に着いたので、中尊寺金色堂をあわてて見学させていただいたが、私が最後の見学者で、私が金色堂を出ると、すぐに係員が入口に鍵をかけていた。

　高野長英記念館には、あらかじめ資料を見せてほしいとお願いしていたので特別待遇で、入館料はいらなかった。大阪から手土産を持参した。私が愛媛県の生まれであること、高野長英が一時隠れていた宇和島や卯之町に行ったことがあることを話すと、親しみを感じていただけたのか、歓迎してもらった。係員はお二人とも女性で、若いほうの係の方に記念館の内容を一通り説明していただいた。なんとなく、練習しているような雰囲気でもあったが、特に、逃亡期間中のことを非常に丁寧に説明していただいた。展示されている本もいろいろあったが、子ども向けの「夢物語　こども版　ゆめものがたり」を購入した。戊戌夢物語は、読んだことがなかった。モリソン号事件と幕府の対外政策の批判をしたことになり、その結果として蛮社の獄で入牢させられたことは知っていたが、その内容を詳しくは知らなかった。この「こども版　ゆめものがたり」は非常にわかりやすい説明になっていて、初めて、戊戌夢物語を理解することができた。また、テレビの番組で高野長英を取り上げたことがあり、そのビデオを見せていただいた。かなり昔の番組だったようである。私にとっての高野長英のイメージは、1974年のNHK大河ドラマ「勝海舟」に出ていた高野長英であった。実は、栄養100年イベントでの講演のため、この大河ドラマの総集編を購入した。高野長英を俳優、戸浦六宏氏が演じていた。私は有名な高野長英のほっそりとしたイメージとは違うな、とは思っていたが、なんとなく、私にとっての高野長英のイメージは戸浦氏が演じたものである。

その後、保管されている『西説医原枢要　巻之二、三、四、五』を見せていただいた。丁寧に和紙で包まれているので、ページをめくるのは係員の女性。白い綿手袋で一枚一枚、ページをめくっていただき、じっくりと見せていただいた。『巻之三』の最初のページ、『活力運用』の章から『榮養』という単語がたくさん出てきた。写真を撮らせていただいた。注意すべきなのは、この本も、実は、写本である。高野長英の直筆のものではない。しかし、『榮養』との記載は、原文そのままであるはずである。わざわざ『営養』と書かれていたものを『榮養』と書き直す必要はないはずである。

　さらに、その後、インターネットで『西説医原枢要』を調べると、「慶應義塾大学メディカルセンターデジタルコレクション」で『西説　医原枢要』巻三、四、五を見ることができた。ここでも『栄養』が使われていることが確認できた。これもおそらくは写本であるが、ここでも『栄養』が使われていることを確認できたことは、高野長英の原書においても『栄養』が使われていることの証拠となると思われる。

　この本『西説医原枢要』は本邦最初の生理学に関する翻訳本である。だから、オランダ語の『Voeding』（英語ではnutritionまたはfeeding）を『榮養』と翻訳したのだ、そう判断すべきだと思った。翻訳であることに意味があるはずである。『Voeding』がオランダ語の中で、オランダ語の原書の中でどういう意味で使われているのかを理解した上で『栄養』を造語したことが重要である。長英の脳裏に『営養』という用語は存在していたのだろうか。なぜ『Voeding』に対して『営養』を当てなかったのか。なぜ、『栄養』と訳したのか？それは高野長英に聞かないとわからないのではあるが、私は、『Voeding』を日本語に翻訳するとき、新しい発想で、造語として『栄養』を思いついたのではないかと思った。新しい発想で造語したのだと思っている。しかし、造語とはそう簡単なものではない。何もないところから出てくるものではない。

　私は、栄養評価に関する用語として、ODA: objective data assessmentという用語を提唱し、これは教科書にも掲載されるようになっている［井上善文、ほか：SGA（主観的包括的栄養評価）とODA（客観的データ栄養評価）－ODAを造語した経緯とその意義. 臨床栄養109(7): 883-887, 2006］。この用語は、もともと、海外でSGA: subjective global assessmentという用語があったので、これに対する用語として私が造語したものである。subjective（主観的）に対するobjective（客観的）という発想で造語した。その結果、おそらくはSGAに対するODAとして、非常に使いやすい用語なのであろう、あっというまに普及した。私が造語したことはほとんど知られていない。外国の方が造語したと思っておられる方が多いようである。

　ここで、もう一度、高島俊男著『漢字雑談』（32頁）に戻る。
　●以上、中国の古い医書に「栄養」という語が出てくること、それは「やしなう」の意の動詞であることがわかった。杉田玄白・建部清庵の「血は栄ニ養一身ニ候が職にて」はその用法をそのまま用いたものだったのですね。（中国の古い医書とは、13世紀の中国の医書「脾胃論」のことである。ここに「榮養」が3か所に出てくることも記載されている。）

（1）夫飲食入胃．陽氣上行．津液與氣入於心．貫於肺．充實皮毛．散干百脈．脾稟氣干胃．而澆灌四旁．榮養血者也．

これはわかりやすい。人が物を食うと陽の気が全身に行き渡って気血を養う、と言う。

（2）在人則清濁之氣．皆從脾胃出．榮氣榮養周身．

（3）濁中清者榮養於神．

　この「脾胃論」は13世紀の中国の書だとのこと。高野長英は、この部分の「榮養」についての知識があったのではないだろうか。この『榮養』が高野長英の脳裏にあり、『Voeding』を訳すときに『榮養』としたのだと考えるべきではないであろうか。これが高野長英が『Voeding』の訳語として『榮養』を用いた、発想の原点になるのではないであろうか。そう考えることもできると思われる。

　いずれにせよ、高野長英がオランダ語の『Voeding』（英語ではnutritionまたはfeeding）を『榮養』と訳し、生理学の中の用語として用いられ、それが森鴎外、須藤憲三、佐伯矩へとつながり、現在、『栄養』が『nutrition』の意味で使われるようになった、これが『栄養』のルーツであると結論づけることができるはずである。

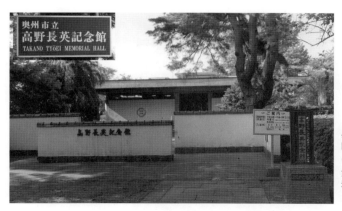

奥州市にある高野長英記念館
昭和46年（1971年）に創立。水沢公園の一角にある。東北本線水沢駅下車徒歩約10分と交通案内に記載されている。私はもちろんレンタカーで行った。少々わかりにくかった。

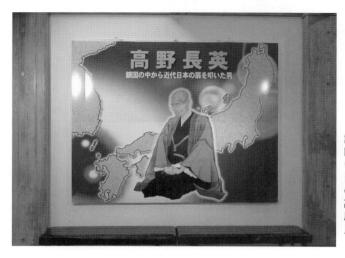

記念館に入ると正面にこの絵がある。「鎖国の中から近代日本の扉を叩いた男」ということで、「戊戌夢物語」「蛮社の獄」「脱獄・逃亡」が注目されているが、今回の訪問の目的は、蘭学者、医師としての高野長英に注目して「西説医原枢要」の原書を見せてもらうことであった。しかし、見せてもらった資料も、実は写本であった。しかし、それは仕方のないことである。

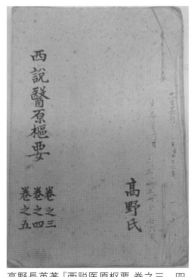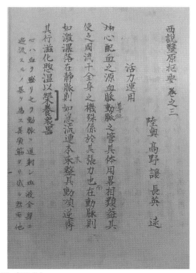

高野長英著『西説医原枢要 巻之三、四、五』（写本）
（奥州市立高野長英記念館所蔵）

以下、79ページまで同じ
栄養の文字（白◯印）が記されている

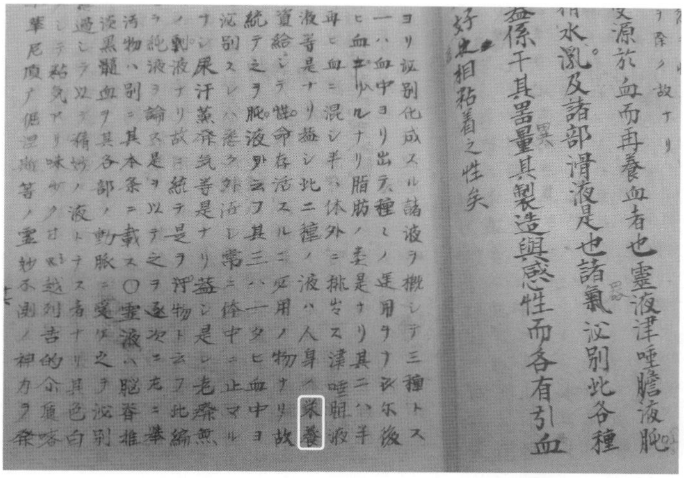

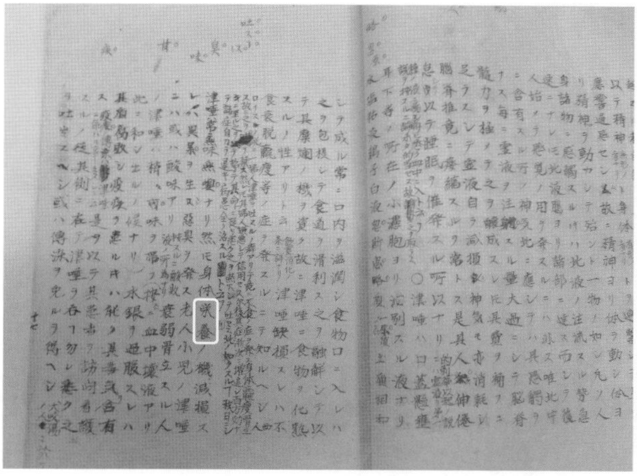

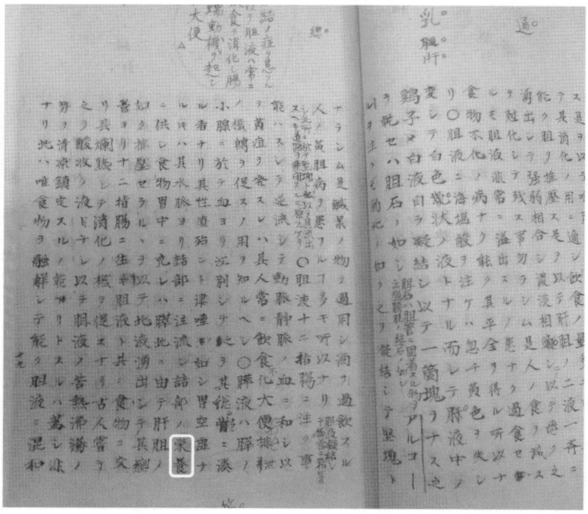

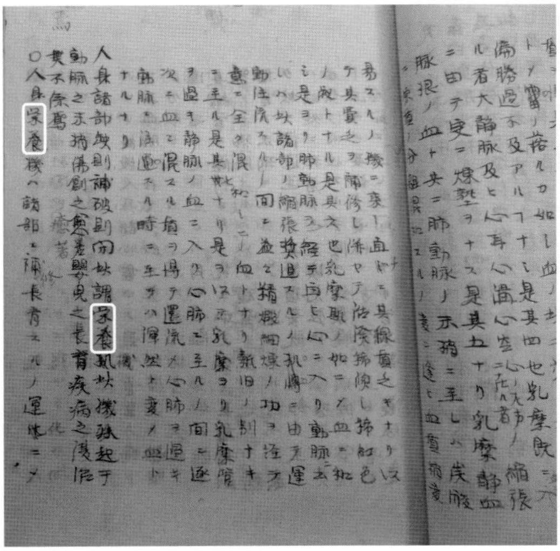

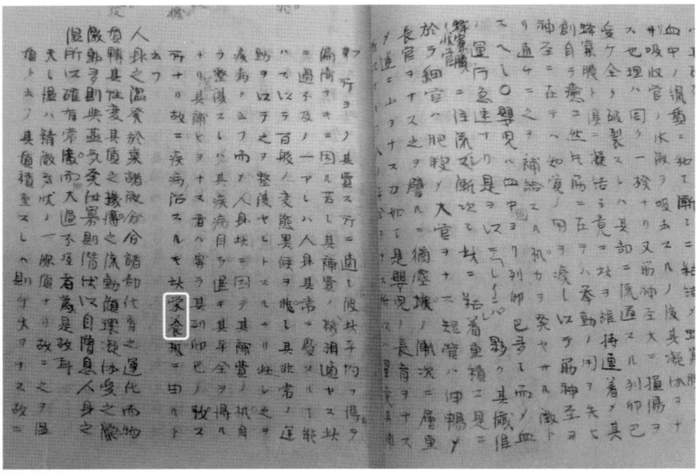

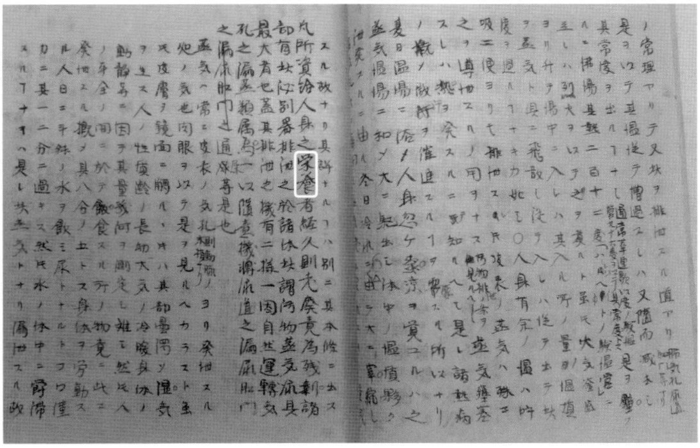

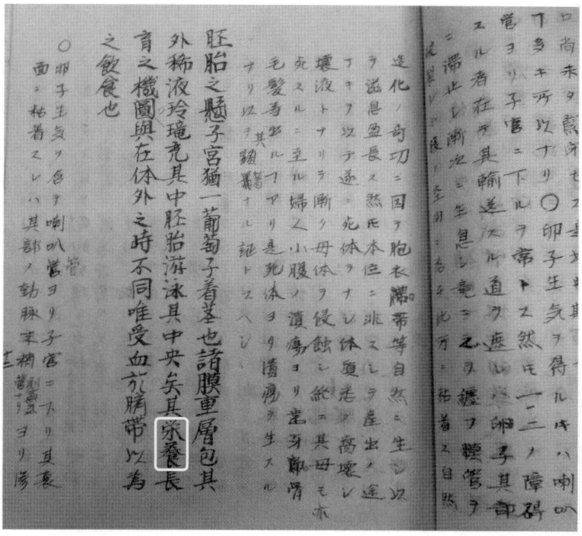

胚胎之懸子宮猶一葡萄子着茎也諸膜重層包其外稀液玲瓏充其中胚胎游泳其中央矣其栄養長育之機関與在体外之時不同唯受血於臍帯以為之飲食也

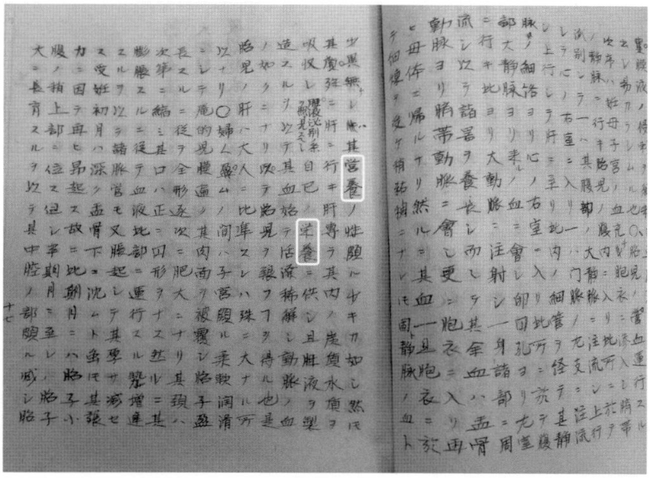

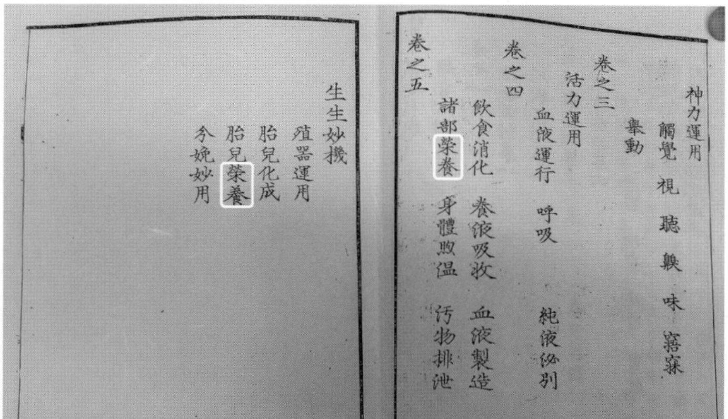

神力運用
觸覺　視　聽　齅　味　寤寐
舉動

巻之三
活力運用
血液運行　呼吸　純液泌別

巻之四
飲食消化　養液吸收　血液製造
諸部榮養　身體煦温　汚物排泄

巻之五
生生妙機
殖器運用
胎兒化成
胎兒榮養
分娩妙用

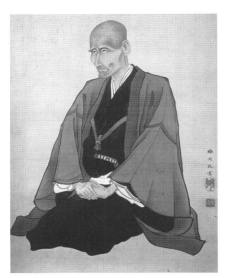

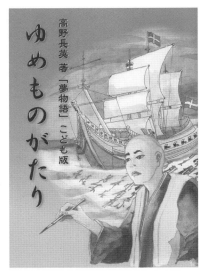

重要文化財 絹本著色高野長英像（複製）
（奥州市立高野長英記念館所蔵）

刊行物『ゆめものがたり』
（高野長英顕彰会）

第4章

◆漢字『栄養』100年イベントを開催

　2018年は『栄養』という漢字が『nutrition』に対する日本語として使われるようになって100年という記念の年である。この歴史を知ったとき、何らかの形でイベントを開催し、右肩下がりになりつつある臨床栄養の領域の活性化を図りたいと思った。2017年11月、榮養寺を訪問して高橋住職にお会いした。あらかじめ、手紙で自己紹介をし、2018年が漢字『栄養』が使われるようになって100年であることをお知らせしておいた。お会いしてこの発想を説明させていただいたところ、快く、イベントを開催することへの協力をいただいた。

　当初、榮養寺のある愛媛県伊予市でのイベント開催を考えた。しかし全国から集まってもらいたいと考えていたので、交通の便を考えると松山市での開催のほうが利便性が高い。最終的には松山市立子規記念博物館で開催することになった。また、イベントは、佐伯矩の命日である11月に開催したいとの高橋住職の意向を受け、開催日は11月25日とした。

　どういう内容で開催するかについては、食に関するイベントにするほうが大勢の方が集まりやすい、という意見が多かった。一般の方も参加でき、お祭りとすることもできる、というアイデアもいただいた。しかし、私は、『栄養』が医療の中で重要な役割を果たすようになったのは、1968年に米国のStanley J. Dudrick博士がTPNの臨床応用を開始して以来である、この50年の歴史に重点を置きたいと考えていた。医師として、外科医として、Medical Nutritionistとして、『栄養』は『食』だけではない、医療としての『静脈栄養』と『経腸栄養』の進歩を語るべきだと考えていた。もちろん、佐伯矩の『栄養』は大事にしたい。この考えで企画した。

　この企画を実現するに際しては、佐伯栄養専門学校の山崎大治校長にも相談し、助言をいただいた。佐伯矩の教え子、原正俊氏を紹介していただいた。正直なところ、佐伯矩の教え子がまだ生きておられる？そんな驚きもあった。原氏は昭和31年（1956年）に佐伯栄養学校を卒業しておられる。管理栄養士として、国の栄養行政に係ってこられたとのこと。小泉純一郎氏が厚生大臣のとき、初代栄養指導官として働かれ、日本の栄養行政を熟知しておられる。東京でお会いしたが、82歳だとのことであるが非常にお元気で、「栄養100年イベント」での講演を依頼したところ、快く引き受けていただいた。

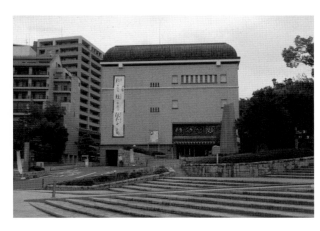

松山市立子規記念博物館

「漢字『栄養』100年イベント開催要項」
- ●榮養寺には11月24日に各自参拝していただく。高橋住職が寺を案内してくださる。
- ●11月24日の夜、栄養100年記念パーティを開く（高橋住職も参加してくださる）
- ●11月25日、愛媛県松山市立子規記念博物館にて、第8回栄養管理指導者協議会学術集会「漢字『栄養』100年イベント」として開催する
- ●プログラム

9:25	開会挨拶　井上善文（大阪大学国際医工情報センター）
9:30-10:15	特別講演　神奈川県立保健福祉大学学長　中村丁次（臨床栄養管理の歩みと課題）
10:20-11:20	臨床栄養に貢献した臨床栄養関連企業の歴史と今後の展望Ⅰ
	・株式会社大塚製薬工場　生産技術部　容器グループ　永田泰士
	・テルモ株式会社　ホスピタルカンパニー　国内販売推進医薬品　髙橋志野
	・株式会社クリニコ　コーポレート・コミュニケーション部　中島　靖
11:25-12:10	記念講演　元厚生労働省初代栄養指導官　原　正俊（佐伯矩博士の偉業と栄養行政）
12:10-13:00	昼食休憩
13:00-13:40	臨床栄養に貢献した臨床栄養関連企業の歴史と今後の展望Ⅱ
	・ニプロ株式会社　ホスピタルケア商品開発・技術営業部　松尾　浩
	・エイワイファーマ株式会社　研究開発本部　國場幸史
13:40-13:55	講話　榮養寺住職　高橋宏文師
14:05-15:25	私の栄養管理履歴と後に続く方々へ（薬剤師、管理栄養士、看護師、医師）
	・薬剤師：佐藤健太郎
	・管理栄養士：足立香代子
	・看護師：山田繁代
	・医師：松末　智
15:30-15:55	講演：漢字『栄養』の歴史をたどって（井上善文）
15:55-16:00	閉会挨拶　井上善文

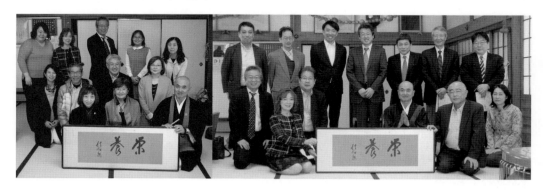

第8回　栄養管理指導者協議会（リーダーズ）　学術集会：「栄養」100年イベント
開会挨拶（開催の目的・意義について）（抄録集の全文）

　日本における「栄養」の流れを振り返ると、もちろん、生きていくためには「食べる」ことによる「栄養」が必要なのですが、「食べるもの」が密接にいわゆる「栄養」に関係していることを考えるようになったのは、「脚気」問題からではないかと思います。この問題は、「ビタミ

ンの父」と呼ばれている高木兼寛（海軍軍医：1849〜1920年）が、脚気の原因として食事の内容に注目することによって解決するための研究が始まります。白米食の問題をとりあげ、洋食、麦飯に変更することによって脚気患者が激減したことは有名な話です。また、海軍の『カレー』は脚気予防対策として誕生したとのことです。高木兼寛が実施した海軍の練習航海による研究は、学問的にも非常にレベルが高いと思います。医療者は、吉村昭の小説『白い航跡』を読むべきです。ただ、高木兼寛がビタミンの存在を予想していたかというと、それは疑問だと思います。森林太郎（陸軍軍医）との脚気論争は非常に有名で、日清戦争、日露戦争での脚気患者の発生数にその結論がみられます。その後、ビタミンという栄養素の発見、鈴木梅太郎の「オリザニン」発見へとつながります。この問題を解決するために、「食べるもの」の中身、成分に興味がもたれるようになりました。

　愛媛県出身の「栄養学の父」佐伯矩（1876〜1959年）が、それまで用いられていた「営養」を「栄養」に統一するよう文部省に建言したのは1918年です。佐伯矩は、1914年に世界で初めての私立栄養研究所を創設し、栄養学を学問として体系づけるための活動を始めました。1920年には国立栄養研究所を開設し、初代所長に任ぜられています。1924年には栄養指導の専門家を育成する学校として、世界で初めて栄養学校（佐伯栄養学校）を開設し、卒業生を「栄養士」と命名しました。現在は「学校法人　佐伯学園　佐伯栄養専門学校」となっています。1927年に国際連盟主催のパリ万国医学補修講習会の講師として英語で栄養学を論じましたが、この際、「栄養士」を「Dietititan」ではなく「Nutritionist」と訳していることは、非常に興味深いことだと思います。現在、私は、「静脈栄養・経腸栄養を駆使した栄養管理が実施できる医療者を『Medical Nutritionist』と呼ぶ」という活動を行っていますが、佐伯矩が100年前に『Nutritionist』という呼称を使っておられたことは驚きでもあります。

　香川綾は、1933年に家庭食養研究会を設立し、女子栄養学園に発展させ、栄養学の普及に貢献しました。女子栄養大学を創設し、管理栄養士資格の創設に貢献しました。この管理栄養士資格の創設については、徳島大学学長、生化学者の児玉桂三が徳島大学の医学部に、1964年に栄養学科を設立したことが大きく影響しています。香川綾が栄養士、管理栄養士の地位の向上に果たした役割は非常に大きいと思います。

　その後は「栄養」に注目して活躍された先人はたくさんおられますが、「人間栄養学」の考えを打ち立てられた細谷憲政先生を、その先人の代表と私は考えています。「栄養素の体内動態を個体レベル、臓器・組織レベル、細胞レベルで明らかにし、その特徴を示すと同時に、思考の総体を『人間栄養学：Human Nutrition』という包括的な概念にまで高めた」という功績は、「栄養」を学問として研究することを示したものと考えています。私は2015年に神戸で第30回日本静脈経腸栄養学会学術集会の当番会長を務めさせていただきましたが、その際、学会の中で会長講演をするのではなく、誌上会長講演として論文を書かせていただきました。細谷先生からお手紙をいただきました。『誌上会長講演を読ませて頂いて、成程と理解させて頂き、日本もまだまだ大丈夫という安心感と期待に胸をふくらませております』という内容で、それまで私は、お会いしたことがありませんでした。お手紙をいただき、私自身が感動しました（自慢です）。中村丁次先生と足立香代子先生は細谷先生のお弟子さんです。

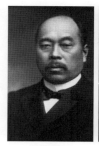
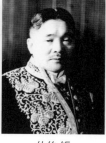
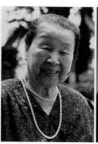
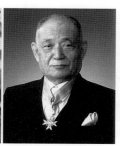

高木兼寛　　　　佐伯 矩　　　　香川 綾　　　　細谷憲政

　医療の発展と共に、「食べられない患者」に対する「栄養療法」の必要性が認識されるようになりました。米国、ペンシルベニア大学のStanley J. Dudrick先生によって中心静脈栄養法：TPN：total parenteral nutrition」の方法が確立されて報告されたのは1968年のことです。Dudrick先生が最初にTPNの動物実験の成功を学会で発表したのは1966年ですが、一般的にはTPNが開発されたのは1968年（Surgeryに論文を発表した年）のことであると認識されています。

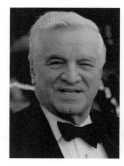
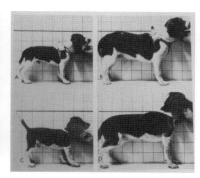

Stanley J. Dudrick

　あの有名な、TPNで育ったビーグル犬を散歩させていた、Dudrick先生の共同研究者のDouglas W. Wilmoreにトイレで会ったのは、同時期にペンシルベニア大学に留学しておられた、小越章平先生です。『経腸栄養の小越』と思っておられる方が多いようですが、『静脈栄養』においても先駆者でした。また、同時期にミネソタ大学に留学しておられた岡田正先生は、このTPNに注目して、その後、Dudrick先生と親交を深められ、特にTPNに関する研究とその普及のために精力的に活動されました。私は、『Mr. TPN in the World』のDudrick先生に対し、『Mr. IVH in Japan』が岡田正先生であると思っています。今回講演していただく山田繁代先生は、岡田先生の弟子のひとりで、看護師の代表です。日本で最初にTPNを実施されたのは、東北大学の小野寺時夫先生で、私が調べ得た範囲では日本で2番目にTPNを実践されたのは、天理よろづ相談所病院外科の前谷俊三先生です。その前谷先生の指導を受けられたのが、今回、講演していただく松末智先生です。その後、日本では完全静脈栄養研究会が設立され、急速に普及しました。

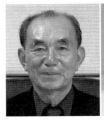 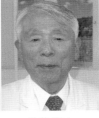 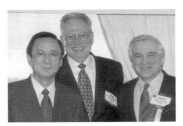 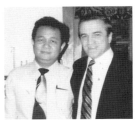

小野寺時夫　　　　前谷俊三　　　　小越章平　Wilmore DW　Dudrick SJ　　　岡田　正　Dudrick SJ

　静脈栄養、経腸栄養は、器具を用いて実施する栄養管理法であり、その開発が重要な役割を
果たしています。
　静脈栄養に関しては、輸液製剤、投与経路に関する器材の開発がなければ、安全に実施する
ことができません。味の素株式会社のアミノ酸液の開発、森下製薬株式会社、テルモ株式会社、
株式会社大塚製薬工場、田辺製薬株式会社などによるTPN基本液の開発、扶桑薬品株式会社に
よる高カロリー輸液用総合ビタミン剤の開発、森下製薬株式会社による微量元素製剤の開発、
テルモ株式会社、ジェイエムエス株式会社、ニプロ株式会社、日本シャーウッド株式会社によ
るカテーテルや輸液器材の開発などによって、安全に静脈栄養を実施する体制が構築され、進
歩してきました。会社名はいろいろ変遷してきていますので、正確ではないことをお許しくだ
さい。このTPNの発展については、Dudrick先生がその論文の中で、日本のアミノ酸精製技術
のおかげで大きく進歩した、と書いておられます。味の素株式会社のアミノ酸です。
　静脈栄養に関連した製剤の開発には、薬剤師が大きく貢献しています。大阪大学薬剤部では笠原
伸元先生、紀氏汎恵先生が特にパレメンタール、エレンミック、ソービタなどの開発に関与してお
られます。また、西の笠原先生に対し、東の島田慈彦先生（北里大学薬剤部）は、静脈栄養関連薬
剤の管理に貢献しておられます。今回講演していただく佐藤健太郎先生は、笠原伸元先生と一緒に
活動していました。島田先生、笠原先生をこの学術集会へお誘いしたのですが、お二人とも、電話
での声はお元気でしたが『足が弱っているので松山までは行けない』と言っておられました。

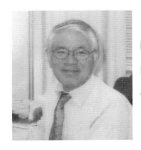

岡山大学　白髭健三先生
1967年にボストン小児病院心臓外
科に留学し、TPNを実際に経験し
て帰国。1968年に新生児に対して
TPNを実施した。本場米国での経験
を生かしてのTPNであり、少なくと
も小児に対するTPNは日本で最初で
ある。

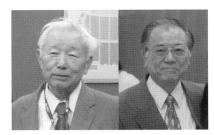

島田慈彦　　　　笠原伸元

　経腸栄養については、1952年頃からいわゆる経腸栄養剤が開発されてきましたが、1974年
に着手された成分栄養剤：エレンタールの開発が近代的経腸栄養剤の魁となったものと私は解
釈しています。エレンタールの開発は小越章平先生と味の素株式会社によって行われました。
食品としての濃厚流動食の開発には、明治乳業株式会社や森永乳業株式会社が大きな貢献をし
ておられます。医薬品の経腸栄養剤：米国から輸入されたエンシュア（アボットジャパン株式

会社）が経腸栄養剤を広く普及させるのに大きく貢献したことは間違いありません。病態別経腸栄養剤、高濃度経腸栄養剤、免疫栄養経腸栄養剤などをいち早く導入し、それに追いつけとばかり、各企業が競って普及のための活動を行いました。また、経腸栄養実施経路としてのPEGの普及も経腸栄養の普及に大きな役割を果たしました。また、管理栄養士が経腸栄養の管理において中心的役割を果たすようになり、中村丁次先生と足立香代子先生は、日本の管理栄養士を引っ張ってこられました。

　この栄養療法は、日本においても、多くの研究会や学会によって発展してきました。日本静脈経腸栄養学会、日本病態栄養学会を中心とした活動が大きく貢献しています。日本静脈経腸栄養学会の初代理事長の小越章平先生が、この栄養療法を普及させる目的で全国の病院にNST設立を促す活動を始められたことが大事な契機になりました。それによって、日本にNSTという用語が定着し、栄養の重要性が認識されました。

　しかし、現在、医療の中で、本当の栄養の重要性は認識されているのでしょうか。NSTが普及して臨床栄養のレベルが上がっている、と認識されているかもしれませんが、現実は、必ずしもそうではありません。栄養に興味がある医療者と、そうでない医療者の間に大きな乖離ができていると思います。さらに、臨床栄養に貢献してきた企業においても、流れが変わっていることは、ひしひしと感じられます。NST活動は、その栄養管理の内容よりも、加算を取得するための方策となってしまっている施設も多くなっているようです。何より、医療者の栄養に対する関心が低下していることは、否定できない事実であると、私は認識しています。静脈栄養は、TPNキット製剤が開発されたことにより、画一的な管理になり、医療者の関心を低下させ、逆に管理レベルも低下させています。カテーテル感染予防対策は未解決の問題です。経腸栄養はNSTの普及と共に発展しました。これをPEGの普及が後押ししました。しかし、2010年頃からPEGバッシングという問題が起こり、適応のある症例に対して胃瘻を用いた経腸栄養が実施できなくなりました。栄養管理の専門家としてPEG問題を考えると、手技と管理に焦点を置き過ぎたことにも原因があると思っています。今や、胃瘻の代わりとして経鼻胃管、さらにCVポートが使われるようになり、医療として正しい選択ができなくなってきています。栄養管理の領域では、経口栄養に対する関心が高まり、摂食嚥下訓練、リハビリ、サルコペニアなどに興味が集中しています。経口栄養、そしてこれらはもちろん重要です。しかし、医療として考えるべき、『食べられない患者の栄養管理：静脈栄養、経腸栄養』に対する関心が低下していることを強く感じています。静脈栄養・経腸栄養は、もはや完成している、と考えているのでしょうか。さまざまな問題が出現しています。医療者の栄養療法に対する関心は低下してきており、そして、その管理レベルは、製剤や器材が不足していた頃よりも低下しているかもしれません。冷静に見つめ直すべきときだと思います。

　こういう現状に対して『なんとかしたい』と考えてきました。しかし、この現状を打破するような大きな流れを作り出すことはもはや不可能だと思わざるをえません。そこで、臨床栄養に長けた人材を一人でも多く育てることが重要だと考えて「一般社団法人　栄養管理指導者協議会（Council of leaders for parenteral and enteral nutrition：リーダーズ）」を設立しました。「リーダーズ」という名称は、恥ずかしながら、2014年に放送されたドラマ、「トヨタ自動車創

業者、豊田喜一郎をモデルにした：リーダーズ」を見て感動したからです。各施設に、臨床栄養に長けた「リーダー」がいたら、レベルの高い栄養管理を実践できる、と思ったのです。現在、細々ではありますが、レベルの高い議論ができる学術集会に育ちつつあると思っています。まだまだ成長過程ではありますが、他の臨床栄養の学会や研究会よりも、活発に議論が行われていると認識されていると自負しております。

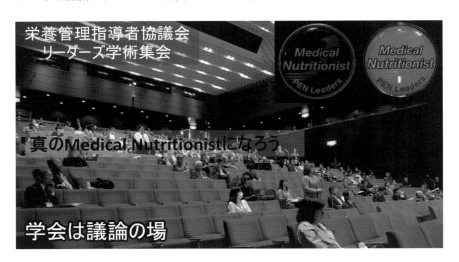

　第8回リーダーズ学術集会を、11月25日に、愛媛県松山市で開催することにしました。その理由は、「榮養寺」が愛媛県伊予市にあること、その近くで佐伯矩が育ったこと、です。おそらく、「栄養」という漢字が日本で最初に使われたのはこの「榮養寺」です。もともと、この「栄養」には、「自分が学問をして栄える（出世する）ことによって、親に楽をさせてやりたい（養いたい）」という「親孝行」の意味があったようで、「榮養寺」の意味はそこにあるのではないかと、私自身は思っています。しかし、榮養寺の高橋住職に聞いてみましたが、「由来はわからない」ということです。佐伯矩は榮養寺の近くで少年時代を過ごしておられ、「営養」を「栄養」に変えようとしたとき、「榮養寺」の「栄養」という漢字がイメージされたのではないかという話がありますが、これについては佐伯矩自身がそう言った、という記録はないそうです。しかし、私は、佐伯矩の頭の隅にそういうイメージがあったことを否定する必要はないと思います。また、ミーハー的だと思われるでしょうが、フィギュアスケートの羽生結弦とは関係はないが、その名前から羽生ファンの聖地となっている神戸市の弓弦羽神社や、人気グループ「嵐」ファンの聖地となっている「嵐神社」「二宮神社」「櫻井神社」「松本神社」「大野神社」などと同じように、「榮養寺」を「臨床栄養学」の専門家の聖地とする、という考え方も面白いのではないかと思います。あくまでも「臨床栄養」の重要性を深く認識してほしいためです。

　2018年は、佐伯矩がnutritionに対する表記を「営養」から「栄養」に統一するよう文部省に建言して100年の節目の年です。「栄養」という語の命名者は、金沢医科大学学長、生化学者の須藤憲三であるという説もあります。しかし、私が調べたところでは、そうではなく、もっと以前のことです。その源に関する資料も入手しておりますが、それは、本日の学術集会の最後

に披露させていただくことにしています。この記念の年に、佐伯矩の故郷である愛媛県で、『「栄養」100年イベント』を開催することは、『臨床栄養の重要性』を再確認するために大きな意義があると思っております。また、俳聖正岡子規の松山市立子規記念博物館を会場として開催できることになったこと、これも愛媛で開催することの一つの意味としてとらえることができると思います。

　本学術集会は、日本における臨床栄養の歴史について、をテーマとしています。中村丁次先生の「臨床栄養管理の歩みと課題」では現在の日本の栄養管理体制は完成されているのではない、人間栄養学の実現にむけて益々真剣に取り組まなければならない、と檄を飛ばしていただけると思います。原正俊先生は『佐伯矩先生の最後のお弟子さん』であり、日本の栄養行政にかかわってこられましたので、それについての講演を拝聴することができると思います。また、『私の栄養管理履歴とこれから』では、薬剤師：佐藤健太郎先生、看護師：山田繁代先生、管理栄養士：足立香代子先生、医師：松末智先生に、それぞれ、この栄養管理の領域にどのように関与してきたのか、について講演していただきます。今回、私は、臨床栄養の発展に貢献した企業の方に、その歴史、どのような考え方で貢献してきたのか、今後の展望などについて述べていただきたいと思って『臨床栄養に貢献した臨床栄養関連企業の歴史と今後の展望』を企画しました。企業の貢献なくして日本の臨床栄養の現在はなかった、これは間違いありません。しかし、医療者が、これらの企業の貢献度について理解しているか、というとそうではないと思います。単なる販売企業である、というイメージしかないのではないでしょうか。ただし、営利を追求するのが企業であり、その営利追求に対して正しい方向を示すのが医療者の立場であると私は考えておりますが、そこに現在、いろいろ問題があるとも思っています。とにかく、医療者の「臨床栄養学」におけるレベルアップが必要です。臨床栄養関連企業の歴史を知ることが、医療者を刺激することになる、それも、この企画の目的の一つでもあります。

　このような目的・趣旨で「第8回　栄養管理指導者協議会：リーダーズ学術集会『栄養100年イベント』」を開催します。お忙しい中、参加していただきありがとうございます。3連休なので、宿泊や交通の手配に苦労されたのではないかと思います。しかし、意義ある学術集会になることは間違いありません。その内容を楽しんでいただきたいと思います。記念品もいろいろ考えて準備しました。気に入っていただけましたら、長くお使いいただければうれしいです。

2018年11月25日
第8回　栄養管理指導者協議会（リーダーズ）学術集会（栄養100年イベント）　当番会長
（一般社団法人　栄養管理指導者協議会　代表理事）
（大阪大学　国際医工情報センター　栄養ディバイス未来医工学共同研究部門　特任教授）
　　　　　　　　　　　　　　　　　　　　　　　　　　　　　　　　　　　井上善文

◆漢字『栄養』100年イベントでの高橋住職の講話

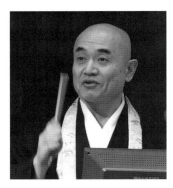

榮養寺　高橋宏文住職

　榮養寺の高橋でございます。昨日お参りに来てくださった方には申し上げたんですけど、「栄養寺」というお寺の名前がなぜ付いたのか？結論から申し上げますと、分かりません。日本で「栄養」の漢字が使われた最初ではないかと思います。もちろん、今使われている「栄養」の意味は、その当時にわかっているはずがありません。榮養寺がある町は、江戸の初期、寛永13年に大洲藩の宮内清兵衛と九右衛門という町人が、その方は河野家の流れの方で、ちょうどこの会場の隣が湯築城という河野家の居城だったところですが、その河野家の流れの方が大洲藩の許可を得て、当時は荒れ地だったところを開拓して町を作ったんですね。その町、計画都市の一角に自分たちの菩提寺を作るのだということでお寺の敷地を確保しておいたようです。そうして出来上がったお寺が「榮養寺」と名付けられたわけでございます。多分、河野家のご先祖様の供養と、新しく作った町が繁栄するようにとの願いを込めての造語ではなかったのかと思っております。

　それから約280年の時を経て佐伯矩博士が、それまで「営む」「養う」とされていた「営養」を「栄養」に変えられて、今年が100年目ということでございます。いろんな縁を感じるわけでございます。先程メーカーさんのお話を伺っておりましたが、ちんぷんかんぷんでございました。場違いなところに私は来てしまったのかなという気が今もしておりますけれども、何の話をしようかとずっと悩んでおりました。ここで私がお医者さんの話をできるはずもございませんし、ましてや栄養学の話もできません。先日からずっと考えておりましたら、昨日、北海道から来られている方もいらっしゃるということでしたが、今年は異常気象で初雪が遅かったそうですね。そして雪のことを考えておりましたら、そうだ、この話をしようと思いついたのが雪の話でございます。

　雪にもいろんな雪がありますよね。初雪もございますし、粉雪、牡丹雪、ドカ雪という表現もありますね。いろんな雪がありますが、あるテレビ番組で「〇〇雪と聞いて、あなたは何雪を思い浮かべますか？」というアンケートがありました。1番だったのは何雪だと思いますか？皆さんは何雪を思い浮かべますでしょうか。世代によっても違うと思います。私は昭和35年、1960年生まれですが、その時に私が思い浮かべた言葉と、テレビ番組での1番が同じでした。「なごり雪」です。ちょうどフォーク世代で、イルカさんのヒット曲があったものですから「な

ごり雪」という言葉が流行したんですね。ところがおもしろい話がございまして、「なごり雪」という曲は、イルカさんではなくて「かぐや姫」というグループの伊勢正三さんが作詞作曲された曲なのですが、伊勢正三さんがこの曲を作った時、イルカさんが曲をヒットさせた頃には「なごり雪」という言葉はまだなかったのだそうです。「名残の雪」というのはあるんですね。俳句の歳時記には「名残の雪」という言葉はあっても「なごり雪」という言葉はありませんでした。当然、辞書にも載っておりませんでした。でも「なごり雪」が随分ヒットしました。今でも春先になりますと必ずと言っていいほどラジオ番組などでリクエストされますし、今では歳時記にも、辞書にも載っております。このように新しい言葉ができる時には、それぞれにとても劇的なエピソードを持っているものです。

逆に、新しい言葉を無理やり作ろうとしても、なかなかできるものではございません。皆さまもご記憶にございましょうか、ちょうど昭和の終わり頃でしたか、国鉄が民営化されました。当時の山手線や京浜東北線・中央線、これらは国電と呼ばれておりました。それが国鉄ではなくなって民営化されるのだから国電のままではまずいだろうということで、新しい言い方を募集したんですね。そうして決められた名称を覚えておられますか？「E電」という言葉。当時、募集したところ20位だったそうです。20位だったけれども審査委員の小林亜星さんらが、E電にしようと言って大々的に発表したのです。しかし結局は根付きませんでした。今では「私鉄で行くか、JRで行くか」という言い方になっておりますね。新しい言葉を作ったからといって、その言葉が根付くとは限りません。言葉というものが、いかに歴史と、そしてまた、残すことの難しさを持っているのかが実感される話でございます。

松山市は俳句の街でもございますので、市をあげて「ことばのちから」をキーワードにして町おこしをしています。松山の路面電車にいろんな短い言葉があったと思います。お気づきになった方もいらっしゃると思いますが、あれを「ことばのちから」ということで毎年募集しております。最初の年のグランプリを今でも覚えておりますが、「恋し、結婚し、母になったこの街で、おばあちゃんになりたい」というものでした。これを聞いた新井満さん、芥川賞作家でもございますし「千の風になって」という歌を作られた方でもございますが、その方が「いい言葉だな」ということで「この街で」という曲も作られました。そういう風に「ことばのちから」というのは非常に大事なものだと思うんです。

さきほど、話がちんぷんかんぷんと申し上げましたけれど、なぜちんぷんかんぷんなのかというと、テクニカルターム（術語）がさっぱり分からないからです。「てにをは」くらいは分かりますけど、術語が分からないと何のことを言っているのか分からないのです。おそらく、皆さまの前で私が仏教学の講義をしてもなかなか分かっていただけないのではないかと思います。それは、言う側と受け取る側とで言葉が同じ意味でちゃんと伝わることが非常に難しいことでありますし、大切なことでもございます。皆さまも、言葉がなければ自分の思索、思想さえもなかなか練ることができないでしょう。ですから、そうした言葉をどうぞ大切にしていただきたいと思うのであります。100年前に佐伯博士が創作された「栄養」という言葉と、たまたま私が住職をさせていただいているお寺の名前が「榮養寺」ということで同じだった。偶然なのか必然なのか、それは私にも分かりません。分かりませんが、そこにはロマンがあります。世界で初めて栄養学を確立され、わざわざ「営」を「栄」に変えられた佐伯博士の発案に対し、

世界に一つしかない「榮養寺」というお寺があり、博士の幼少期に接点があるわけです。「栄養」という言葉を縁として、今日ここで皆さまと出会うことができ、皆さまの前でお話させていただくこと。「榮養寺」の存在を、皆さまを通じて他の人にもお知らせいただく。そのご縁の有難さをつくづく感じております。

　ところで、「栄養」に関しまして私はずっと感じておりますが、我々は日本に住んでおりまして、お腹が減れば、お店に行けば食べ物がある。お金を出しさえすれば食べ物が手に入る。また体の調子が悪くなればお医者さんに行って診てもらえ、薬をもらったり、ひどい時には手術をしてもらって治る方法がある。自分はこの日本に住んで、文明の、経済力の豊かさを享受しております。それを自分では今「当たり前」と思って受け入れております。けれども「当たり前」という言葉は非常に怖いですね。古い資料で申し訳ありませんが2008年のユニセフの発表で、世界各国で1000人の赤ん坊が生まれて5歳まで成長すること、逆に言えば5歳までに亡くなってしまう子どもの割合をご存知でしょうか？日本では1000人中だいたい4人だそうです。これは先進国でもトップクラスですね。イタリア、ドイツと同じくらいです。逆に当時、最悪の数字を残しているのが、アフリカのシエラレオネという国で約270人。アンゴラが260人、アフガニスタンが230人くらいとなっております。4人に1人が5歳まで育たない。それは戦争のせいもございましょうが、栄養や医療の状況が大きいのでしょう。我々は、日本に住んでおりますと、オギャーと産まれれば当たり前のように大きくなるという錯覚を持ってしまいがちです。ですが、そこには自分たちがどれだけ奇跡のような偶然、あるいは恵みの積み重ねによって今の歳を迎えたのか、そのことを改めて考えていただきたいわけでございます。これは遠い国の話ではございません。榮養寺の過去帳を見ましても、昭和19年から20年、つまり戦争末期の頃には子どもが随分と亡くなっております。それこそ5分の1に子どもの戒名が書かれております。お葬式をできただけでも5分の1です。お葬式もできなかった、あるいは死産・流産を含めますともっと大きな数字になるはずです。私が榮養寺の住職になったのは平成のはじめでしたから、だいたい30年でございますが、その30年くらいの中で子どものお葬式をしたのは3・4件です。そのくらい今の日本の子どもはしっかりと育っている、育てられております。それを思いますと、皆さまが研究されている栄養学、医療の恩恵を大きく受けているわけですね。でも、そのことを一般の人は知らない。知る機会がない。それでもその恩恵を間違いなく受けていて、今ここにこうして生きさせてもらっているわけです。今、ここに命があるということ。今、日本では飢えることはまずありません。また、医者にかかれなくてみすみす命を落としてしまうこともあまりありません。それがどれだけ恵まれたことなのか、そのことを改めて考えていただきたいです。何でも「当たり前」と考えてしまうと非常に怖い。皆さまにお聞きしますが「当たり前」の反対語をご存知ですか？当たり前、あって当然。その反対は、なかなかない、滅多にない。滅多にないということは、あることが難しい。「有難い」です。「ありがとう」、感謝です。当然の反対は、感謝です。同じことを「当たり前」と考えるのか「有難い」と考えるのか。今こうして自分たちが暮らしていること、暮らさせてもらっていることを当然だと考えてしまうと傲慢になってしまいます。そこに「有難い」という感謝の気持ちが入ると、それを大切にしていこうという気持ちも生まれてきます。

皆さまが一生懸命に研究しておられる学問や技術の進歩は、私たちに多くの恩恵を与えてくださいます。が、一般の方は気が付きません。目に見えません。気が付かず、光が当たらないから陰の部分になります。昔の人は、その陰の部分にこそものすごく大切なものがあると敬語をつけていたのです。「陰」に敬語をつけて「お蔭さま」。皆さまのお蔭さまで、私たちは生きさせていただいているわけです。改めて感謝の気持ちをお伝えさせていただきます。

今回のこのご縁、「榮養寺」という名前が、皆さまの大切な学会のキーワードと同じであったからこそ、こうしたご縁をいただきました。このご縁に感謝し、皆さまにはこれからもこの医療に関わって立派な業績を上げていただきたいと思いまして、こんなお話をさせていただきました。本当にこのご縁に心から感謝を申し上げます。井上先生、ありがとうございました。

非常に有意義な学術集会を開催することができた。参加者は103名であった。当初、このような「物好き」しか集まらない会にそれほど多くの人が集まるはずがない、と思っていた方が多かったのである。私に、まあ、20人くらいが集まればいいほうではないですか？と言ってきたのは、もちろんその物好きとして参加してくれた、関西医科大学の北出浩章くん、十三市民病院の西口くん、福井県立病院の栗山とよ子さん、などであったが、うれしい誤算だと喜んでくれた。西宮市立中央病院の根津院長も、すごい、100人も来てくれたか、喜べ、という雰囲気で祝福してくれた。参加者のほとんどから、日本における臨床栄養学の歴史について系統的な講演を拝聴することができた、非常に有意義な会であった、との評価をいただいた。記念品は愛媛県の有名な砥部焼のマグカップとし、高橋住職の許可を得て、佐伯矩の書『栄養』をデザインしたものとした。この記念品は150しか作っていなかったのだが、非常に喜んでいただいた。

プログラムの最後に、私が〔漢字『栄養』の歴史をたどって〕と題して講演した。会の時間が押していたため、私の講演時間は予定よりかなり短くせざるをえなくなってしまったため、かなりの数のスライドを削除して講演しなくてはならなかったが、参加者の全員が『え？』と思う内容であった。というのは、参加者は、当然、「佐伯矩が『榮養寺』の『栄養』をイメージして、それまで使われていた『営養』を『栄養』に変更した」という内容になると期待しておられたからである。しかし、最後にどんでん返しともいえるような結論だった。
- 佐伯矩よりも、須藤憲三のほうが先に『営養』を『栄養』に変更するよう提案した
- 須藤憲三よりも先に、森鴎外が『栄養』という漢字を使っていた
- 杉田玄白が『栄養』という漢字を使ったというのは誤解
- 高野長英が、その書『西説醫原樞要』（日本で最初の生理学の本）を執筆するとき、蘭語の『Voeding』（英語の『nutrition』や『feeding』に相当）の訳語として『栄養』という用語を造語した
- 森鴎外、須藤憲三、佐伯矩は、生理学を勉強するときに『西説醫原樞要』を教科書として勉強したはずだから、この本から『栄養』という漢字を認識していた
- 本邦における、漢字『栄養』のルーツは、高野長英の『西説醫原樞要』である

私は、この歴史をきちんと把握した上で、栄養学の確立という、歴史を大きく動かした佐伯矩の故郷の愛媛で〔『栄養』100年イベント〕を開催したことには大きな意味があると考えている。佐伯矩が『nutrition』に対する日本語として『栄養』という漢字を造語したのではないことを明らかにしてしまったが、『栄養学の父』としての佐伯矩の功績を汚すものではないことは間違いない。佐伯矩が文部省に『営養』を『栄養』に変更するように建言することによって、この領域が前へ大きく前進するきっかけとなったものと理解している。

　漢字『栄養』100年イベントを、臨床栄養のRE-STARTのきっかけとするために開催したが、『nutrition』に対する日本語、『栄養』のルーツを明らかにすることができた。これは非常に有意義なことであるはずである。

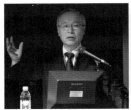
特別講演
中村丁次先生

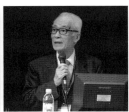
記念講演
原 正俊先生

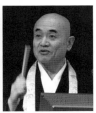
講話
榮養寺 高橋住職

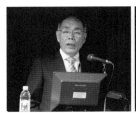
薬剤師
佐藤健太郎先生

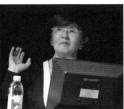
管理栄養士
足立香代子先生

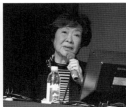
看護師
山田繁代先生

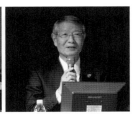
医師
松末 智先生

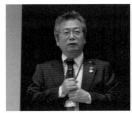
井上善文

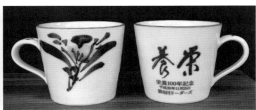
砥部焼のマグカップ

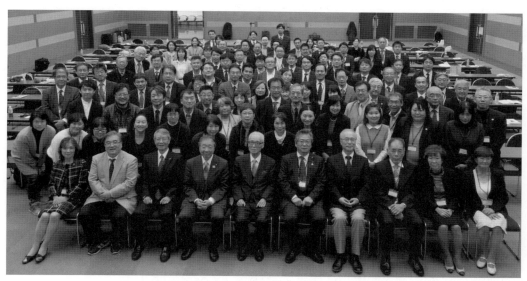

第8回　栄養管理指導者協議会学術集会　2018年11月25日
『栄養100年イベント』　松山市立子規記念博物館

◆榮養寺にある佐伯矩直筆の『栄養』の扁額の由来

　榮養寺には、佐伯矩直筆の『栄養』の扁額があり、その扁額の漢字『栄養』が榮養寺にある顕彰碑に刻まれている。この『栄養』が、日本における『nutrition』としての『栄養』の源のような受け止め方となっている。また、佐伯矩がわざわざ「榮養寺」のためにこの『栄養』を書いたと思われているようでもある。しかし、その真偽を明確にしておく必要がある。榮養寺の高橋宏文住職に直接、お尋ねした。以下はその内容である。（2019年1月14日）

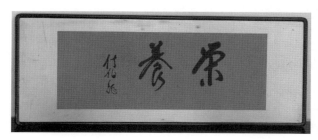

榮養寺の『栄養』の扁額

　お尋ねの「栄養」の扁額ですが、そもそもは私の母の実家が所有していたものです。母の実家が、佐伯先生が幼少期を過ごされた「本郡（ほんぐ）」部落にあり、後年佐伯先生が地元に帰られたとき、よく一般向けの栄養学の講演を開催されました。その際に母の祖父（私の曽祖父）が、懇親会の席で一筆の揮毫をお願いして書いていただいたものだそうです。曽祖父はその書を扁額に表装して座敷に飾っておりました。母は小さい頃からその字を見て育ったので、父と

の縁談があったときにその寺に嫁ぐのが自分の運命なのだろうと思ったそうです。ずっとそのまま母の実家にあったのですが、平成20年に佐伯先生の50回忌を企画して顕彰碑を建立することになったとき、法要に参加される方々に見ていただこうと母の実家にお貸しいただきたいとお願いしたところ、家を継いでいた私の従兄弟（母の甥）から、この家に飾っておくよりお寺で皆さんに見ていただいた方がいいだろうと言ってご寄進を申し出て下さったわけです。もちろんありがたくお受けいたしまして現在に至っております。

　ですから、佐伯先生と榮養寺が直接ご縁があったわけではなく、またこの書が榮養寺のために書かれたわけではないことははっきりしております。

　「為書き」がないことで、100年後には「榮養寺のために書かれた」などと「作られた歴史」が伝えられることになるかもしれませんが、『栄養』の語の「真実の歴史」の邪魔をしなければいいのですが・・・。

泰昌山　安楽院　榮養寺　縁起

〒799-3114　　　伊予市灘町五二番地　　　089（982）0813
　（ＪＲ伊予市駅または伊予鉄郡中線郡中港駅　いずれも下車徒歩１分）

開山　　　　　寛永十四年（1637年）
開山上人　　　浄蓮社欣譽上人菩山苦厭大和尚
寺宝　　　　　学信和尚真筆軸数本、豊臣秀頼筆「摩利支尊天」軸など
現住職　　　　第十九世　高橋宏文（顕蓮社超譽隆阿宏文）

　江戸初期、上灘村（現　伊予市双海町上灘）出身の宮内九右衛門、清兵衛の兄弟は大洲藩の許可を得て、当時は葦の原であった土地を開拓し町を作った。寛永十三年（1636年）のことである。大洲藩主はその功績を認め、出身地に因み「灘屋」という屋号を兄弟に与えたことからその町は「灘町」と呼ばれるようになった。現在の伊予市灘町商店街がそれである。翌年には宮内家の菩提寺のために現在地に敷地を確保、当時中村（現 伊予市中村）にあった妙音寺（明音寺）から本尊を移し、寺院を建立して「榮養寺」と称した。

　本山に残る江戸時代の記録によると、榮養寺の開山は余戸村（現 松山市余戸）出身の傳譽上人となっているが、寺伝では苦厭（求厭）上人としている。「浄土本朝高僧伝」によると、苦厭上人は豊臣秀頼の子、国松丸（一説には国松丸の弟）で、元和元年（1615年）大阪夏の陣の時にわずか二才であったが、家臣の手によって難を逃れ、後に出家して念仏行者となったという。苦厭上人が榮養寺の前身、妙音寺を建立したという伝説もあり、跡地には苦厭上人の墓所も残っている。が、妙音寺が豊臣家と何らかの関係はあったのだとしても、苦厭上人が建立したとするには年齢が少々若すぎると思われる。おそらく傳譽上人は自らが榮養寺の開山におさまるのではなく、後日、当時名僧の誉れ高かった苦厭（求厭）上人を開山として迎え、自分は第２代となったのであろう。当山には豊臣秀頼の書と伝えられる「摩利支尊天」の軸も伝わっている。

　「榮養寺」という寺号は他に例がなく、その典拠も定かではない。ただ、「栄養」という言葉

が日本で使われた例としては最古であるといわれる。ちなみに西条出身で昭和初期に活躍した栄養学の権威佐伯矩（ただす）博士が、幼少より北山崎村本郡（現 伊予市本郡）に住んでいたことがあり、市内には現在も博士の筆による「栄養」の書がいくつか残っている。当時は「営養」と書かれていたこの語が「栄養」に統一されたことへの博士の功績は大きく、おそらく博士の脳裏には、通学途上にあった当山の寺号が焼き付いていたであろうことは想像に難くない。

　その後榮養寺は、万安港（現 伊予港内港）を中心とした物流拠点となった灘町の隆盛とともに発展し、境内墓地には正岡子規の書の師であった武知五友など、郡中にゆかりのある偉人たちの墓が多く残っている。とくに山門は弘化２年（1845年）に建てられた立派なもので、当時の灘町商人の勢いが偲ばれる。当時の過去帳には、住職と棟梁が自ら大阪まで槻材と桧材を検分にいったという記録が記されている。現在では楼上に釈迦如来の像が安置され、本尊の阿弥陀如来と呼応して衆生を娑婆から極楽浄土へと導く構成をとっている。

井上善文様：
榮養寺の縁起につきましては以前に愛媛県内の寺院案内を作成したときに書いた原稿を添付させていただきました。文中の「苦厭上人」は、現在も大洲市内にある浄土宗の寿永寺の第五世住職として実在の人物であったようですが、その上人と豊臣秀頼の子、国松丸が出家して僧侶になった「苦厭上人」とが同一人物か別人かで見解が分かれます。榮養寺としては同一人物として寺歴を作成しておりますが、普通に考えて全くの別人だとすべきだと個人的には思っております。もっとも、その問題と「榮養寺」の寺名の由来とは関係はありませんが…。

高橋住職：
貴重な資料、ありがとうございます。漢字：栄養のルーツをたどる旅は、なんとか、本として出版できそうです。その中で、どうしても榮養寺について書く必要があります。住職が講話で話された内容は、テープ起こしをしました。これも掲載させていただきます。非常に感銘を受けましたので。また、その中でお話になられた『先祖の供養をして、これから栄えるように』ということで「榮養寺」と命名したのでは？造語したのでは？という内容。話の中ではピンとこなかったのですが、文字にしてみると、これが「榮養寺」の栄養だ、と思うようになりました。趙至の『親孝行』を意味する、も、なんとなくですが、寺の名前を考えるときに、そう考えたとは思われませんね。住職がおっしゃる『供養して繁栄する』という意味で『栄養』と造語した、これがピッタリするように思いました。　　　井上善文

結び

◆結論：漢字『栄養』のルーツは・・・

　日本で最初に『栄養』という漢字が使われたのは愛媛県伊予市にある『榮養寺』である。しかし、これは『nutrition』という意味ではないはずだとは思っていた。『漢字雑談（高島俊男）』などの情報から『親孝行』という意味だと思うようになっていた。榮養寺の高橋住職は、「由来は伝えられていないし、『親孝行』という意味があるか、わからない」ということであった。しかし、2018年11月25日に開催した「漢字『栄養』100年イベント」で榮養寺の高橋住職の講話を聞き、それをテープ起こしして活字に直したとき、この解釈も正しくないと思った。高橋住職の講話では「ご先祖様の供養と新しく作った町が繁栄するようにとの願いを込めての造語ではなかったのかと思っております」と話しておられる。なるほど、活字として見ると、納得できる。「供養して繁栄する」すなわち『栄養』なのである。これが、『榮養寺』の『栄養』の適切な解釈だと思う。私は、ほぼ確信している。

　英語の『nutrition』に相当する『榮養』という漢字が最初に使われたのは、高野長英がオランダの生理学の本を翻訳して執筆（『西説医原枢要』）したとき（1832年）、オランダ語の『Voeding』（英語のnutritionまたはfeeding）に対する日本語として『榮養』という用語を『造語した』、と考えるのが妥当ではないかと思う。当時、『西説医原枢要』は唯一の生理学の本だったので、その後の医学者が教科書として勉強したはずである。だから『榮養』という表現が知られるようになったのではないかと思われる。もちろん、森鴎外、須藤憲三、佐伯矩もこの本を読んだはずである。『Voeding』『Ernahrung』『nutrition』に対する日本語として、『栄養』のほうが適切だと考えたのだと思う。いろいろ考えを巡らせた結果、森鴎外はその書『衛生新篇』（1896年）において『榮養』を用い、1911年に須藤憲三が、1913年に佐伯矩が、『榮養』という漢字を使い、須藤憲三と佐伯矩が『営養』を『栄養』に変更するべきだと主張した、と解釈できる。

◆佐伯矩が文部省に『営養』を『栄養』に変更するよう建言したことの意義

　佐伯矩よりも先に須藤憲三が『営養』を『栄養』に代えようと主張したのであろうが、佐伯矩は文部省に対して正式に提言していることに意味がある。その後、政府の刊行物で『栄養』が正式に使われるようになったのだから。
　また、『栄養の歴史』に関する資料もいろいろと調べた。特に『日本栄養学史（財団法人　国民栄養協会編）』、『日本語　栄養　その成り立ちと語意（国民栄養対策協議会編）：1975年発行』には重要な情報がたくさん記載されていた。佐伯矩が栄養学という領域を独立した学問とした、栄養に関連する用語を造語した、世界に先駆けて栄養研究所を設立した、など、佐伯矩の名前は非常にたくさん出ている。しかし、日本における臨床栄養の歴史の中に須藤憲三の名前は全く出てこない。須藤憲三の業績、貢献を否定する必要はないし、そのつもりない。しかし、こ

の『栄養』という用語だけでなく、『栄養』の領域においては、佐伯矩が『営養』を『栄養』に改訂するよう文部省に建言することによって歴史が動いた、栄養学が進んだ、栄養学が普及した、とするべきだと思う。

◆最後に

　漢字『栄養』のルーツをたどる旅を楽しむことができた。その土地へ行く旅だけでなく、資料を探す旅、資料から真実を探る旅も非常に楽しかった。その旅で得られた資料をまとめる作業も非常に楽しく、文章を書きながら新しい発見をすることもできた。

　臨床栄養学を勉強している者にとっては、やはり、漢字『栄養』のルーツを知っておく必要があると思う。しかも、この『栄養』は、親孝行の意味であったり、『営養』であったり、また、榮養寺の名前として使われていたり、非常に興味深い漢字である。しかも、漢字の故郷である中国とは違う漢字が使われている、これも非常に興味深い。このような歴史を持っている漢字はないのではないだろうか。

　1918年に佐伯矩が『nutrition』という意味で『栄養』という漢字を使うことを提唱してから100年。この100年は『栄養』が単に『食べる』という行為から『食べたものが体内で身体を支えるために消化・吸収される』、すなわち科学としての『栄養学』へと進む道であった。そうして、米国でDudrick先生が栄養素を静脈内に投与することによって生命を維持できるという静脈栄養法を開発したことが次へのステップとなったはずである。「食べる」という栄養摂取法は、消化・吸収という過程を経ることによって身体が自己調節するが、静脈栄養法は、ある意味、強制的に栄養を体内に注入するのである。その組成、量が適正でなければさまざまな問題が発生するだけでなく、生命を維持することもできない。Dudrick先生の静脈栄養法の開発は、ヒトが生きていくためにはどれだけの種類の栄養素と量が必要なのかをほぼ解明したことを意味している。完全でないことは明らかであるが、これこそが現代栄養学の進歩である。

　この漢字『栄養』のルーツをたどりながら、われわれは、まだまだ『栄養』の研究を続ける必要があることを確信した。漢字『栄養』が使われるようになって100年も経っているのだから、もう、『栄養』管理法は確立しているのだろう、と考えるのは大きな間違いである。生きていく上で基本となる『栄養』、まだすべてが解明されているのではない。また、もうひとつ考えておくべきなのは、医療として『食べられない患者』に対する栄養管理法が、その方法はほぼ確立されているのに、それがきちんと実践できている病院や医療関連施設が少ないことである。ここでいう『栄養』は医学的栄養である。すなわち、静脈栄養、経腸栄養といった人工的栄養法である。これが適正に実施できるようになって、初めて、本当の『栄養』管理が実践できるはずである。

　近年、この静脈栄養、経腸栄養に対する関心が薄れつつあるのは重大な問題である。佐伯矩が提唱した栄養学をさらにレベルアップするためには、静脈栄養、経腸栄養の管理法を確立する必要がある。『食べられない患者』に対して、静脈栄養、経腸栄養を駆使した栄養管理が実施できて初めて、本来の栄養学の進歩があるはずである。

佐伯矩は100年前に栄養士を『Nutritionist』と英訳した。もちろん、静脈栄養や経腸栄養は開発されていなかった頃である。とすると『Dietitian』と英訳すべきであったのかもしれない。しかし、栄養学という学問として、食事というよりも栄養素として考えていたため、それを実践する職種として『Nutritionist』と英訳したのではないであろうか。また、食としてだけでなく、栄養を投与する方法として静脈栄養や経腸栄養を予想していたのかもしれない。

　私は、『静脈栄養と経腸栄養を駆使した栄養管理を実施できる医療者』に対して『Medical Nutritionist』という呼称を提唱している。佐伯矩の時代には栄養を摂取する方法としては食事しかなかったが、現在は、食事ができなくても静脈栄養と経腸栄養という方法で栄養を摂取（投与）することができる。食というより、栄養素を投与するという意味であり、その手段として静脈、消化管を経由する方法があるのである。と考えると、この方法を適正に実施できて初めて、栄養素を投与する手段を修得していることになる。おそらくはそれを佐伯矩も予想していたはずである。これこそが『栄養100年』の歴史を活かすことができることを意味している。

　その実現のための努力を続けていかなければならない、それが、佐伯矩が現在のわれわれに残して行ったメッセージなのではないかと考えている。

2020年11月
一般社団法人 静脈経腸栄養管理指導者協議会（リーダーズ）代表理事
大阪大学国際医工情報センター 栄養ディバイス未来医工学共同研究部門 特任教授
井上 善文

メモ

メモ

著者紹介

井上 善文 （いのうえ よしふみ）

大阪大学国際医工情報センター
栄養ディバイス未来医工学共同研究部門
特任教授

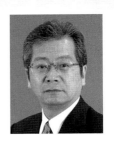

●愛媛県出身。昭和55年大阪大学医学部卒業。大阪大学第一外科、国立呉病院外科にて外科研修後、大阪大学小児外科 岡田正教授に師事し、外科代謝、がん患者の栄養管理、栄養評価、カテーテル管理、在宅医療などの研究を行う。平成元年米国 Duke University Medical Center 外科に留学、John P. Grant に師事し栄養管理チーム（Nutrition Support Service）に所属、グルタミン輸液と腸管機能に関する研究を行う。平成3年11月米国 University of Florida 外科に留学、Wiley W. Souba に師事し、肝細胞膜および腸管粘膜細胞膜におけるアミノ酸輸送システム、特にグルタミン輸送の解析に関する研究を行う。平成5年大阪府立病院消化器一般外科、平成9年大阪大学第一外科助手、平成13年大阪大学大学院医学系研究科臓器制御医学専攻機能制御外科講師、平成14年日本生命済生会付属日生病院外科部長、平成17年医療法人川崎病院外科総括部長、平成25年より現職。

●一般社団法人 静脈経腸栄養管理指導者協議会（リーダーズ）代表理事、血管内留置カテーテル管理研究会（JAN-VIC）代表世話人、関西 PEG・栄養とリハビリ研究会代表世話人ほか

漢字「栄養」のルーツをたどって

2021年 3月1日 第1版第1刷発行

著　　　井上 善文

発行人　宮定 久男

発行所　有限会社フジメディカル出版
　　　　大阪市北区同心 2-4-17 サンワビル 〒530-0035
　　　　TEL 06-6351-0899 / FAX 06-6242-4480
　　　　https://www.fuji-medical.jp

印刷所　奥村印刷株式会社

© Yoshifumi Inoue, printed in Japan 2021
ISBN978-4-86270-177-0